行走的科学

提升步行健身效果的系统解决方案

THE WALKING SOLUTION

Get People Walking For Results

[英] 李·斯科特（Lee Scott） 米歇尔·斯坦顿（Michele Stanten） 著

李海鹏 译

人民邮电出版社

北京

图书在版编目（CIP）数据

行走的科学：提升步行健身效果的系统解决方案 /
（英）李·斯科特（Lee Scott）著；（英）米歇尔·斯坦
顿（Michele Stanten）著；李海鹏译. -- 北京：人民
邮电出版社，2020.12（2022.10重印）
ISBN 978-7-115-54841-2

Ⅰ. ①行… Ⅱ. ①李… ②米… ③李… Ⅲ. ①步行—
健身运动 Ⅳ. ①R161.1

中国版本图书馆CIP数据核字(2020)第176350号

免责声明

本书内容旨在为大众提供有用的信息。所有材料（包括文本、图形和图像）仅供参考，不能用于对特定疾病或症状的医疗诊断、建议或治疗。所有读者在针对任何一般性或特定的健康问题开始某项锻炼之前，均应向专业的医疗保健机构或医生进行咨询。作者和出版商都已尽可能确保本书技术上的准确性以及合理性，且并不特别推崇任何治疗方法、方案、建议或本书中的其他信息，并特别声明，不会承担由于使用本出版物中的材料而遭受的任何损伤所直接或间接产生的与个人或团体相关的一切责任、损失或风险。

内 容 提 要

步行是一种不受年龄、水平、场地、器械等限制且简单易行的锻炼方式，近年来在各个人群中广泛流行，尤其是中老年人群体。本书首先讲解了步行的作用、常见的步态问题及其解决方案等，然后分4个部分详细介绍了进行正确步行的训练技巧，并提供了设计高效且具有趣味性的训练方案的方法及示例，同时还提供了提高身体灵活性和步行效率的拉伸方法，以及提升速度和爆发力的力量训练方法。此外，本书针对健康行业专业人员业务能力的提升，提供了详细的指导策略，致力于帮助练习者健康、高效地步行，帮助教练科学、有效地执教。

◆ 著　　　　［英］李·斯科特（Lee Scott）
　　　　　　　米歇尔·斯坦顿（Michele Stanten）
　　译　　　　李海鹏
　　责任编辑　裴 倩
　　责任印制　周昇亮

◆ 人民邮电出版社出版发行　　北京市丰台区成寿寺路11号
　　邮编 100164　　电子邮件 315@ptpress.com.cn
　　网址 https://www.ptpress.com.cn
　　固安县铭成印刷有限公司印刷

◆ 开本：700×1000　1/16
　　印张：16　　　　　　　　　2020 年 12 月第 1 版
　　字数：262 千字　　　　　　2022 年 10 月河北第 2 次印刷
　　著作权合同登记号　图字：01-2019-5729 号

定价：78.00 元
读者服务热线：(010)81055296　印装质量热线：(010)81055316
反盗版热线：(010)81055315
广告经营许可证：京东市监广登字 20170147 号

目录

第 1 部分　**为什么要步行**

第 1 章　步行的作用　2

了解为什么步行会激励人们运动和步行的多种方式。

第 2 章　专为步行量身定制　8

了解人体的构造、如何更好地适应步行、走与跑的不同，以及常见的步态问题和对策。

第 2 部分　**新兴的步行方法**

第 3 章　加快步伐　20

的确，步行可以成为一种充满活力的训练。本章讲述了如何将步行转化为训练以及为什么值得这样做。

第5部分　步行业务

前言

作为长期从事家庭医学工作的医生,我开始意识到"运动是良医"。它不仅可以帮助预防和治疗几乎所有的慢性病,而且可以使人们更长寿。实际上,世界卫生组织说过,缺乏运动是全世界第四大死亡原因,每年约有 330 万人死于运动不足。除了众多的健康益处外,经常健身会使我们的身材优美、心情愉快。我可以通过检查表上的数据和与人们的互动来判断他们是否在坚持锻炼。当我看到一位 80 岁的老人还能够做他 50 岁时所做的事情时,我就知道他很可能在定期锻炼。

因此,我向每位患者询问他们的运动习惯。实际上,我们称其为"锻炼生命体征",我想看到我的成年患者每周至少进行 150 分钟的中等强度(或更高强度)运动。当我发现他们按照我说的运动量进行锻炼时,我向他们表示祝贺,并告诉他们我认为这是他们可以为自己的健康做的最好的事情。当他们不能达到每周 150 分钟的运动量时,我总是向他们提供运动方法。我认可的办法是步行,我这么说是有很多原因的。

首先,步行是很容易做到的。它不受年龄、水平、场地、人数的限制,还可以结识更多的朋友。

其次,步行的成本比较低。大家不必去健身房或购买昂贵的设备,只需买一双好鞋和舒适的衣服——夏天凉爽、冬天防寒就行。步行准备这些足矣。

作为医生,我喜欢步行的另一个原因是步行可测量。我可以为患者准备计步器,建议他们每天步行 8,000 ~ 10,000 步。或者,我可以使用秒表让他们知道自己行走了多长时间,目标是每天走 30 分钟(或 3 次 10 分钟)的步行路程。或者,我可以鼓励他们每天走 2 英里(1 英里约为 1.6 千米,后面不再标注),大多数成年人以中等速度行走 2 英里大约需要 30 分钟。

我也知道步行是成年人很常见的活动,人们开始长期坚持这一习惯。研究和有力的证据表明,步行是所有运动中益处较多的。

我喜欢步行的另一个原因是步行可以节省成本。如果采用步行进行锻炼,就无须购买汽车、汽油、自行车,甚至公交车票。而且,如果每个人都采用步行进行锻炼,他们的身体素质会更好,医疗费用支出将大大降低。减少汽车的使用可以减少污染，使地球受益，这又进一步印证了我之前提到的步行的众多益处。所以，当我知道这本书的目的是鼓励人们步行并养成一种良好的习惯时，我的喜悦不言而喻。这本书是为那些关心他人并希望通过多步行来保持健康的人提供的指南。本书是由两位经验丰富的健身专家撰写的，她们知道如何让人们变得更积极和更活跃。步行是一剂良药，而且几乎是免费的！问题是太多的人不理解这个事实，这本书可以帮助他们改变想法。

　　——罗伯特·萨利斯，医学博士，美国家庭医生学会成员，美国运动医学会会员，美国运动医学奖学金主任，加利福尼亚州丰塔纳凯萨医疗中心主任，"运动是良医"咨询委员会主席

序言

您是否属于下列人员类别之一？

1. 一位私人教练，试图吸引新学员。
2. 一位健身俱乐部经理，希望增加会员的数量。
3. 一位公司健康总监，希望减少医疗保健费用。
4. 一家瑜伽工作室的老板，希望扩大产品的范围。
5. 一位卫生专业人员，希望帮助患者尽快康复。
6. 一位政府官员，希望社区人员更加健康。

步行是成本很低的解决方案。

是的，步行！许多人认为这仅适合老年人。据报告，超过1亿美国人（约占人口的31%）通过步行来锻炼身体，比跑步、骑自行车和做瑜伽运动的总人数都多（参见下图）。尽管步行很受欢迎，但除了一般性建议外，很少有人认可健康和健身专业人士的做法。这未免有点可惜！健康和健身专业人士可以为这项操作非常方便的活动带来很多有益的建议，使步行成为一项有趣且具有挑战性的运动项目。

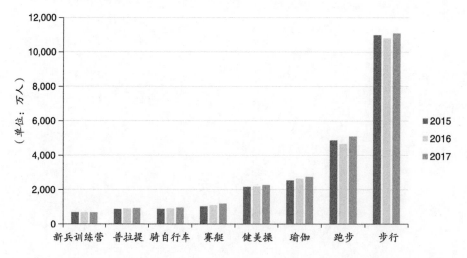

摘自：Sport & Fitness Industry Association, *2018 SFIA Sports, Fitness, and Leisure Activities Topline Participation Report* (Jupiter, FL: Sport Marketing Surveys USA, 2018), 16.

日复一日，年复一年，美国步行普及的速度超过了跑步普及的速度。上图是 2015 年、2016 年和 2017 年 8 个运动项目的数据。

只是告诉人们仅靠步行和团体步行来锻炼身体远远不够。人们需要制订步行计划，以使他们保持对健身的兴趣。

米歇尔的经历

指导技巧

几年前，我所在地区的一家大型健康保险公司开了一家零售商店，该店提供团体步行服务。有一天我去看的时候，感到很失望，因为只有另外两个人来了。当我们开始步行的时候，我就知道为什么只有三个人了。虽然这个团体步行服务不需要缴纳任何费用，但它没有什么价值。据说一位工作人员组织了这次团体步行。说她"组织"了这次活动可能有点夸张，因为她仅参加了这次活动，没有提供任何关于步行或其他健康习惯的建议。我们以很慢的速度行走，走在路上觉得很无聊。我们没有热身、没有放松、没有伸展、没有人鼓励。当然，这次活动有一些团体的支持，但还不足以让我（当然还有其他人）开车到另一个地方去步行。

本书为步行带来了创造性，专业健身人士几十年来一直有效地将步行与其他锻炼方式结合。这本书将提供有趣的、创新的训练项目，以使那些不活跃的人很容易开始行动起来。

根据我们的经验，步行是通往积极生活方式的道路。当人们开始有规律地步行并看到进步时，他们感受到的成功和成就会产生雪球效应。这可以增强他们的信心，鼓励他们参加瑜伽课程、加入健身房或聘请教练。我们经常看到人们开始执行步行计划，接下来是众所周知的：他们把自行车从车库中拉出来骑，或者他们在度假的时候尝试使用站立式冲浪板。步行，尤其是步行训练可以使他们有信心去探索其他类型的运动。那些坚持步行的人会受到鼓舞，将步行提升到一个新的水平。通过一些指导，他们可以学习以燃烧更多脂肪的速度步行，而不是以相同的速度慢跑——他们的关节更容易承受。通过鼓励他们走 10 千米、半程马拉松，甚至全程马拉松，可以帮助他们发现自己有多强壮，他们会觉得自己信心倍增，想要做的事会更多。

我们不会止步于此！步行对很多人都有好处。虽然它非常适合那些不爱运动或身材走形的人，有很多项目和研究促使人们开始步行，但一旦他们成为有规律的步行者，项目和研究人员往往就不会再把注意力放到他们身上。步行者很少有机会获得额外的训练，从而将步行提升到一个新的水平。目前，几乎没有关于步行益处和方法的研究。我们需要让这群人参与进来，激励他们做得更多，获得更多的好处。随着时间的推移，以同样的速度走同样的路线会变得无聊，效率也会降低。你将学习如何将普通的步行变成一种充满活力的锻炼，并设计令人兴奋的步行挑战，以保持当前步行者的积极性，满足甚至超过他们的目标和期望。在 8 ～ 12 周的训练项目中，步行者已经能够将他们 1 英里的步行时间平均缩短 2.5 分钟。通过坚持不懈，步行者甚至可以在 5 千米内达到每小时 6.2 英里的速度（没有进行正式快走）。

步行在你的指导对象的日常生活中占有重要地位，甚至你会发现即使是马拉松运动员和混合健身人群都能从步行中受益。研究表明，我们整天久坐，即使每天锻炼 1 小时，也会增加患心脏病和糖尿病的风险。久坐人群和其他人一样，需要了解关于久坐危害的知识，并寻找一些方法来解决这一危害。这个方法就是步行。

这种简单而有效的训练也可能带来新的商机。因为步行成本低，而且大多数人都能做到，所以雇主很愿意让员工参与步行计划项目，而不是做其他类型的训练。由于步行受伤害风险低，容易达到身体健康水平，所以对医院和医生来说，这是一个非常有前景的行业。公园和娱乐部门是潜在的合作伙伴，甚至连杂货店和药店都看到了步行的潜力。美国的韦格曼斯超市创建了"旅行护照"计划，以鼓励人们通过探索走路变得活跃起来。沃尔格林企业为步行的顾客提供奖励积分，这些积分可以兑换成购买折扣。社区和一些组织还为步行训练提供一些可能会需要的场所。

本书是对专业知识领域的有益补充，可以帮助我们引领一次变革。这本书的意义在于我们把步行作为一个基础训练，可以有效鼓舞众多的参与者。这种效果是其他传统的运动项目不能达到的。

我们的故事

就像有各种各样的走路方式，也有不同的方式来指导步行者。在这本书中，你将探索无数可能，以确定什么样的步行方式最适合自己。为了帮助大家了解这些信息和建议，首先了解本书作者是很重要的。

李·斯科特

我从 1991 年开始担任团体健身组长和私人教练。2000 年秋天，我被邀请在当地社区中心带领一个户外步行班。尽管我对步行能给人带来挑战这种说法持怀疑态度，但我还是愿意尝试一下。因为进行了多年花样滑冰和帆板比赛的训练，我落下了腰痛的毛病，因此，步行似乎是一种很好的锻炼，可以治愈背部疼痛。毫不夸张地说，第一堂户外步行课改变了我，因为我的背部问题消失了。也许是新鲜的空气或其他一些原因，室外环境赋予参与者的力量感是我在教授室内有氧运动课程时从未体验过的。此外，在户外运动环境中，人们可以互相鼓励，并建立浑厚的情谊。

从一开始，我就把间歇步行作为所有步行训练课程的基础。参与者热情地回应了我。他们在训练过程中感到有挑战性，训练后精力充沛。管理以不同步速行走的参与者是很容易的，因为在速度强度间隔之间有时间让参与者根据教练的指导重新进行组合。户外运动是鼓舞人心的。作为一名教练，步行课给我提供了更好的机会来了解参与者，这是室内健身课所没有的。

整个冬天，社区中心都不提供步行课程，但每个人都积极地回来参加春季课程。在很短的时间内，我意识到参与者错过了整个冬季的步行锻炼，也意识到人们可以参加马拉松和其他比赛。现在，社区中心全年都开设步行课程，而且我把精力完全放在了教授步行上。将步行作为健身的一项基本运动，这是非常有意义的。我自己创立了以步行为中心的公司 WoW Power Walking，帮助人们健身、跑马拉松和参加其他比赛。从 2002 年 4 月开始，我开设了全年的户外步行课程，这是我主要的收入来源。

步行课程开设的地点在当地的公园、咖啡店或跑步商店等。由于在房地产上的投资很少，所以可以很快、很容易地开始做生意，而且可以很容易地管理步行地点的变化。与咖啡馆和商店的商业合作促进了我的步行生意和当地商业的发展。所有课程都在我的商业网站上发布，注册和付款都是通过网站进行的。根据季节变化，全年提供为期 8 周的课程。有两种上课方式供大家选择：随到随学和课堂打卡，但我发现课堂打卡更能保证出勤率。这有两方面的影响，一是促进参与者的健康，二是创造一个更有效的步行计划，全年都有高出勤率。特殊的活动和研讨会给课程增加了新鲜感和乐趣。我还为社区步行团体提供关于技术、训练和锻炼设计以及比赛训练计划的讲习班。

我的教练业务还包括通过电话和网络远程与学员合作，帮助他们成为步行运动员或教练。

米歇尔·斯坦顿

我曾是《预防》杂志的健身总监，在那里工作了 20 多年，我对步行的热情就是从那里开始的。1991 年刚开始在这家杂志社工作的时候，我在当地一家健身俱乐部教授集体健身课，我在这家杂志社的工作职责是扩大运动健身的影响力，而不仅仅是告诉人们步行的好处。当我这么做的时候，我开始意识到步行能带来很多好处，但却常常得不到应有的重视，尤其是在健身行业。在当地一个跑步和步行小组发表演讲之前，一些女性告诉我，她们被"降级"到最慢的一组，因为她们不想跑步，尽管她们比一些跑得慢的人走得快。我必须让每个人都相信"步行者也是运动员"（我的座右铭），因为从那以后的几年里我一直被邀请回来演讲！

在《预防》杂志社工作期间，我撰写并编辑了许多关于步行的文章和制订了许多训练计划。这让我有机会了解新的研究，与运动科学的领导者交谈，参加展示新数据的会议，与顶尖的步行专家、教练和快走运动员一起训练或步行。事实上，我在其中一次会议上遇到了李·斯科特，她成了我宝贵的资源。

对我来说，真正的转折点是 2000 年，我和我的妈妈一起参加了为期 3 天的雅芳乳腺癌步行活动。我们连续 3 天每天步行 20 英里，从马里兰州的弗雷德里克到华盛顿。一路上，我们看到了年轻的和老年的、健康的和不健康的、苗条的和肥胖的人们在一起，互相支持，并接受一个严峻的身体挑战。这次活动告诉我，所有人都可以步行，步行可以是一项体育运动。我兴奋地回到了杂志社的工作岗位，决心把步行提升到一个新的高度。

2005 年，我启动了"《预防》马拉松步行计划"，在全国范围内培训了数千名读者参加马拉松，其中有经验的读者和杂志社工作人员约有 100 名，他们参加过在华盛顿举行的海军陆战队马拉松赛，这个比赛一年举行 5～6 次，包括半程马拉松。在这段时间里，我还写了我的第一本关于步行的书——《摆脱体重》，以帮助女性从步行中获得更好的效果。不幸的是，由于杂志社管理层的变动，终止了 2010 年的马拉松计划和其他步行倡议。一年之后，我离开了杂志社，为我提倡的步行计划寻找更多的机会。

我的商业模式与李的商业模式明显不同。我 80%～90% 的收入来自内容创作：撰写书籍和文章，以及为在线产品、步行训练项目和程序（包括音频和视频格式）生成具体内容。所有这些都与健身有关，其中很大一部分专门用于步行。

此外，我还直接或间接地指导个别的步行者和团体。我指导的许多团队都与特定的活动有关。例如，一个当地的娱乐部门雇佣我做一个夏季步行项目，每周在城市不同的公园带领团队。我还为当地图书馆的 5 千米跑筹款活动主持了一个培训项目。我与当地的半程马拉松和 5 千米跑项目筹办人合作，他们都是非营利组织的筹款人，筹办这些活动是为了管理和推广他们的步行组织。作为一个学龄前儿童的、只能搭顺风车出行的母亲，与目前正在进行的课程相比，短期的以项目为基础的步行课程更适合我。对我来说，我的公司的培训部分的目标不是创造收入，而是向组织、企业、社区、民选官员和媒体展示步行的潜力。

合作共赢

2005 年，我们在美国运动医学学会的"为健康步行"会议上相识，此后我们一直在步行方面保持着合作。合作初期，米歇尔的文章和书籍中经常提到李。当《预防》杂志的马拉松项目发展起来时，米歇尔邀请了李来帮助指导这些团体。之后，我们把提升步行在健身行业中的影响力作为我们的工作使命。

现在我们想和大家分享我们的经验。

步行对所有人都有好处，户外活动也是如此。现在是健康和健身专业人士把步行与户外活动结合成一个强大的健身计划的时候了。步行的低成本使它很容易招募参与者并建立一个企业，它可以使每个人都能体验改善的精神和身体健康状态，赢得社会支持和获得个人满意度。作为长期的健身爱好者，她们几乎追赶着每一种健身潮流，李和米歇尔可以证明户外健身带来的好处和纯粹的快乐。作为教练，她们见证了成千上万人生活的转变，这一切都是因为人们开始为了健身而步行。作为健身专业人士，让我们一起开始步行吧。

致谢

如果没有我的合著者米歇尔·斯坦顿的坚持和知识，没有我们的编辑米歇尔·马洛尼的热情，没有人类动力学团队的支持，这本书就不会出版。我向大家表示最衷心的感谢。在过去的 18 年里，我有幸指导的步行者教会了我比书本和证书更多的东西。我要特别感谢那些为这本书分享了故事的人。谢谢，继续走下去！对于我的丈夫格雷格，你是如此坚定地与我保持步调一致，感谢你与我肩并肩走了这么多。对于我的 3 个儿子——迪伦、德文、詹森，感谢你们这么多年来对我匆忙准备晚餐的耐心，对我周末跑马拉松的耐心，对我进行步行运动的耐心，你们是最棒的。还有，我的妹妹——苏，我最初的步行伙伴之一，谢谢你总是在最后一刻给我最好的建议。

——李·斯科特

在我的生活中，我有幸和这么多不可思议的人一起步行，他们激励我，教导我，支持我，挑战我。谢谢大家！其中一位是李·斯科特，我的朋友兼导师和合作者，她对步行的热情和知识是无与伦比的。和你一起工作和步行是我的荣幸！致我们了不起的编辑米歇尔·马洛尼，我对您对这个项目的信念和实现它的决心表示最深切的感谢。感谢人类动力学团队把它从一个梦想变成了现实。对我的丈夫安德鲁，无论我做什么事，你都永远支持我，我对此感激不尽。我的儿子雅各布，你的拥抱永远是我一天中最美好的部分，让我继续前行。致我的女儿米娅，你无穷的能量和天真激励着我，让我微笑。还有我们的小狗罗西，让我每天远离计算机去玩耍和步行。

——米歇尔·斯坦顿

第 1 部分

为什么要步行

第1章

步行的作用

步行是一剂良药，以至于在 2015 年，美国卫生部部长不仅鼓励美国人多步行，还要求各级政府、民间组织、医疗机构、教育机构，甚至媒体都要提倡步行。考虑到早在 1978 年，美国国家老龄化研究所所长写道："如果运动可以打包成一粒药丸，它将是美国使用最广泛和最有益的药物。"[1] 今天，有更多的证据支持这种说法。

加油！从临床医学到社区健身，步行正影响着周围的方方面面，包括交通、土地使用和社区设计，公园、休闲娱乐和健身，教育、商业和工业，志愿组织和非营利组织，卫生保健，媒体和公共卫生。它们无不促进着步行这种锻炼方式的普及。这符合每位健康、保健和健身专业人士的目标——帮助人们更加健康和快乐。

运动（包括步行）有助于预防约 34 种慢性疾病或病症（如心脏病、糖尿病、背痛和抑郁症），还可以帮助人们长寿。每天平均步行 30 分钟可将患心脏病[2]、中风[3]和患糖尿病[4]的风险降低 30%～40%，将患乳腺癌的风险降低 20%～30%[5]。每顿饭后步行 15 分钟可改善糖尿病前期患者的血糖调节[6]。多动症儿童也可以从步行中受益。研究人员发现，在大自然环境中步行之后，患有多动症的儿童更加专注并且能够更好地完成任务[7]。其他研究表明，户外锻炼可改善成年人的情绪、注意力[8]，甚至夜间睡眠模式[9]。步行也可以影响人的基因。在一项研究中，研究人员研究了 12,000 人，以确定控制体重的基因对体重的影响。然后他们查看了参与者的运动习惯，发现每天快走一个小时的人的遗传效应减少了一半，这意味着他们的体重减轻了[10]。

步行的作用不仅在于其提供的身心益处，还在于其可实施的便捷性。人们几乎可以随时随地步行。他们可以单独或分组进行，去往健身房的方式也不只有开车这一种。大家不在一起的时候，可以轻松地独自行走，以最大限度地从训练中受益，基本不受场地和环境的约束。

"与医生同行"训练项目

案例研究

几十年的研究已经证明了步行的好处，以至于医院已经开始为病人开具包括步行在内的运动处方。在此之前，一位医生就已经这么做了。2005 年，俄亥俄州哥伦布市的心脏病专家大卫·萨布吉尔博士开始邀请他的病人在周六一起去公园步行。

这一倡仪的出发点是萨布吉尔博士鼓励病人以步行的形式开展锻炼时体会到的挫败感。在他与病人的面谈期间，他会花时间与病人讨论如何改变健康的生活方式，如步行和减少久坐。病人刚开始似乎很坚定，但当他们 6 个月或 1 年之后回来时，一切都没有改变。于是这位博士意识到他需要采取新的方法。

萨布吉尔博士没有告诉病人该做什么，而是决定向他们展示如何去做。当他第一次邀请他的病人去公园步行时，就有超过 100 人到场。这是"与医生同行"训练项目的开始。在 14 年的时间里，该项目已经发展到全球 400 多个分会，在美国的 47 个州和 21 个国家设有项目。

根据计划，步行被安排在每周、每两周或每月于当地的公园里进行。活动持续 1 小时，通常有两名助手和一名医生在场。在步行期间，会提供健康的零食或血压测试。

步行开始时，由医生进行 3 ～ 5 分钟的有关健康的讲解。在剩下的时间里，每个人都按照自己的步伐走路（推车或坐轮椅也可以）。除了锻炼外，该项目还提供了一个机会——在行走的过程中可以建立牢固的医患关系。萨布吉尔博士说："我们抛弃白大衣，取而代之的是球帽和运动鞋。""人们的笑声、教育和沟通水平正在改变医疗保健的格局。"90％的参与者认为，自启动该计划以来，他们受到了更多的教育。大约有 80％的人在与医疗服务提供者的互动中感到更有自主权。当然，他们锻炼的机会更多！

欲详知"与医生同行"相关信息，请访问相关网站。

李全年在多伦多上课，当天气不好的时候，她就在空旷的停车场上课。米歇尔在空旷的停车场上课。这种创新的思维方式激发了学员的创造力，使他们能够在锻炼中灵活运用。现在，一位母亲在她的丈夫外出旅行时，可以在自家车道上来回走动，她不能把睡着的孩子一个人留在家里。这也是一个与人们见面的机会——在他们所在的社区、公园、教堂。人们走出家门，进入社区，在健康之外的许多层面上造福于整个社区。外出步行的人越多，这个社区就会越安全；市中心地区的人流量越大，零售业就会越兴旺。

步行是能够达到健身教练所建议的身体健康水平的快捷方式，但只有不到 50％的美国人符合这些标准。在过去的 25 年中，我们已经成为健身行业的一员，我们已经看到了有氧健身操、动感单车运动、椭圆机运动、高强度间歇训练、新兵训练营、普拉提、瑜伽、跆拳道、尊巴舞和数十种健身器械的引入，以及其他旨在促进美国人健康的运动计划。不过，达到建议运动量的美国人的数量并没有改变。很多课程都想提供更大、更快、更难的锻炼来让已经在锻炼的人一直参与其中。健身行业吸引了 15%～20% 的人口，其他80% 的人无法获得体育活动带来的健康好处。作为健身行业中的一员，在新增参加健身人数方面，我们并没有取得太大进展。这些人中有许多人被吓到了，认为新兵训练营之类的东西不适合他们，或者可能在其他人面前锻炼时有点尴尬。对于此类人群来说，从一项相对容易和流行的锻炼方式开始参与健身更加合适，如步行就是一个很好的切入点。

步行很容易，每个人都知道怎么做。事实上，《华盛顿邮报》最近的一篇文章以"人类会走路，并且我们确实擅长走路"[11]为题。这就建立了自我效能感，即对自己做某事的信念，人们发现这是改变行为的关键因素。大多数人相信他们能步行，所以他们更可能坚持步行计划。取得早期的成功，如每天步行或达到一个阶段目标可以增强信心、激励人们继续前进。教练可以使用一些简单的技巧来提高步行的效率，这样见效更快。在一节课之后，步行者可以提高速度，产生一种成就感，鼓励他们继续前进。

多种步行的方式

超过 1 亿人说他们"步行是为了锻炼"，但是"步行是为了锻炼"是什么意思呢？大多数跟踪这一数据的调查并没有定义它，如果坐在公园里看着人们步行，很快就会发现有很多步行的方法。可能会看到需要步行者或拐杖帮助的老年人，他们仍然坚持步行锻炼；其他人可能一边步行一边和朋友或家人聊天，他们也得到了好处；有些人就像有地方可去一样，这看起来更像是锻炼；可能会看到步行速度快的人注意力集中，他们弯着胳膊走路，且走得很快。在网站上、杂志上、电视上和其他媒体上，可能会看到一些类型的步行被称为力量步行、健身步行、有氧步行或快速步行。人们步行的各种方式没有标准定义。为了让大家达成共识，我们的工作便有了更加重要的意义。

每日步行

在家或工作的地方步行，在往返之间来回步行，购物或任何其他需要一点轻度步行的活动都属于这一类。研究人员将这种偶然活动称为非运动性活动产热。虽然这些运动不会改善心脏健康状况，但最近的研究表明，它们对健康和幸福是至关重要的。在过去 50 年左右的时间里，随着遥控器、省力装置和汽车的普及，人们减少了步行，虽然教练不打算通过这种类型的步行来讲授课程，但重要的是，教练要让学员在课程外保持一种积极的状态。随着运动监视器的普及，很容易设定目标并跟踪步行的进展。每天走 10,000 步的建议已经司空见惯了。虽然计算步数是设定目标和跟踪进展的一种简单方法，但 10,000 步并不是每个人的恰当目标。要了解更多关于步数计算和在训练中使用日常步行的信息，请参阅第 9 章中的"跟踪每日步数"一节。

休闲步行

休闲步行指的是悠闲地散步或是漫步，手臂垂在身体两侧，并且中途尽量不要停止。休闲步行可能包括边走边和朋友聊天、遛狗，甚至去办事。它是放松的，而且不需要努力地去做，一个人可以边走边唱歌。这种低到中等强度的步行非常适用于社交、放松、呼吸新鲜空气，类似日常散步。

快走

当步行变得更有目的性时，它被称为快走，并开始被认为是符合中等强度运动的体育活动。快走通常是指健身步行。这种类型的步行通常不练习技术。快走可以在不同的努力水平和不同的速度下进行，这取决于个人。这种强度会导致呼吸加快和心率增加，并可能导致出汗。研究表明，如果一个步行者有意识地认为"我要快走"，他就会迈出正确的步伐。如果他希望变得更健康、更瘦或降低血糖或血压，这种类型的步行可以改善这些健康指标。

劲走

我们已经决定使用"劲走"这个术语来描述教练将在本书中学习的有氧运动或快走。与跑步不同，步行需要每一步都激活肌肉力量。在行走时，膝关节不会像跑步时那样出现弹簧动作。每一步都需要活跃的肌肉力量来快速移动和保持健康。这种类型的步行也需使用技术来加速，通常具有中等到高等的强度，能改善心肺功能。

竞走

竞走是一项奥林匹克运动，是一种技术性的运动。它有两条规则：第一条，一只脚必须始终与地面接触；第二条，从脚跟接触地面开始，直到身体直接越过前腿，前腿必须保持笔直。在比赛中，如果竞走者违反了这两条规则中的任何一条，就会被取消比赛资格。

竞走技术，包括髋关节旋转，可以帮助提高速度，使之成为一个充满活力的活动。奥运竞走运动员可以在 6 分钟内走完 1 英里，即每小时走 10 英里！虽然我们都做过竞走训练，但本书不涉及这方面的训练，因为它的技术难度太高。尽管如此，我们在第 4 章介绍的 4 个渐进式动力步行方法对于任何想学习竞走的学员来说都是一个很好的选择。

间歇性步行

快走和慢走交替是一种训练运动员的方法。最近的研究表明，间歇性步行对所有的锻炼者都是有益的，而且它甚至可能比做长时间的、稳定状态的锻炼要好[12]。短时间的高强度运动，如只有 10 秒的高强度运动，不会让人感到恐惧，让步行者把自己从舒适区中推出来，获得更大的好处。在第 5 章中，我们将详细介绍如何使用间歇性步行来创造有趣和富有挑战性的训练。

下次当你开始说"只是步行"或者听到别人这么说的时候，记住，步行的方式比想象的要多。步行可以为更多人带来不同的运动体验，而教练就是与这些人分享步行乐趣的最佳人选。第 2 章给大家介绍一个具体的例子，以说明步行时身体的运动方式。这些信息可以帮助参与者实现他们最好的步行锻炼效果。

参考文献

1. Butler, R.N. 1978. "Exercise, the Neglected Therapy." *The International Journal of Aging and Human Development* 8 (2): 193-95.

2. Manson, J.E., Hu, F.B., Rich-Edwards, J.W., Colditz, G.A., Stampfer, M.J., Willett, W.C., Speizer, F.E., and Hennekens, C.H. 1999. "A Prospective Study of Walking as Compared With Vigorous Exercise in the Prevention of Coronary Heart Disease in Women." *New England Journal of Medicine* 341 (9): 650-58.

3. Sattelmair, J.R., Kurth, T., Buring, J.E., and Lee, I.M. 2010. "Physical Activity and Risk of Stroke in Women." *Stroke* 41 (6): 1243-50.

4. Hu, F.B., Sigal, R.J., and Rich-Edwards, J.W. 1999. "Walking Compared With Vigorous Physical Activity and Risk of Type 2 Diabetes in Women: A Prospective Study." *Journal of the American Medical Association* 282 (15): 1433-39.

5. Lee, I.M. 2003. "Physical Activity and Cancer Prevention—Data From Epidemiologic Studies." *Medicine & Science in Sports & Exercise* 35 (11): 1823-27.

6. Pahra, D., Sharma, N., Ghai, S., Hajela, A., Bhansali, S., and Bhansali, A. 2017. "Impact of Post-Meal and One-Time Daily Exercise in Patients With Type 2 Diabetes Mellitus: A Randomized Crossover Study." *Diabetology & Metabolic Syndrome* 9: 64-70.

7. Kuo, F.E. and Taylor, A.F. 2004. "A Potential Natural Treatment for Attention-Deficit/Hyperactivity Disorder: Evidence from a National Study." *American Journal of Public Health* 94 (9): 1580-1586.

8. Pretty, J., Peacock, J., Sellens, M., Griffin, M. 2005. "The Mental and Physical Health Outcomes of Green Exercise." *International Journal of Environmental Health Research* 15 (5): 319-37.

9. Gladwell, V.F., Kuoppa, P., Tarvainen, M.P., and Rogerson, M. 2016. "A Lunchtime Walk in Nature Enhances Restoration of Autonomic Control during Nighttime Sleep: Results From a Preliminary Study." *International Journal of Environmental Research and Public Health*13:280-88.

10. American Heart Association's Epidemiology and Prevention/Nutrition, Physical Activity and Metabolism 2012 Scientific Sessions.

11. Achenbach, J. 2018. "3.6-Million-Year-Old Footprints Suggest Early Human Ancestors Were Excellent Walkers." *Washington Post*, April 23.

12. Masuki, S., Morikawa, M., and Nose, H. 2017. "Interval Walking Training Can Increase Physical Fitness in Middle-Aged and Older People." *Exercise and Sports Science Review* 45 (3): 154-62.

第 2 章

专为步行量身定制

　　每个步行的人都有一种独特的运动模式，称为步态。因此，一些罪犯已经通过他们走路的方式被识别。步态是可以改变的。随着年龄的增长或曾经受过伤，我们走路的方式也会不同。情绪可以表现在我们走路的方式上。例如，当我们兴奋的时候，走路的方式是一种，而当我们情绪低落的时候，走路的方式又是另一种。

　　人类是唯一一种用两条腿直立行走和奔跑的哺乳动物，人类的这种行为被称为两足运动。在《漫游癖》一书中，作者丽贝卡·索尔尼特完美地捕捉到了我们大多数人认为理所当然的一种活动。

　　肌肉紧绷。一条腿支撑着身体，另一条腿像钟摆，从后面向前摆动，脚跟先着地，整个身体的质量向前移动到脚掌上。大脚趾撑开，身体微妙平衡的重量再次移动。

　　人类身体的构造是经过长时间的演变形成的，可以行走，并且可以长距离走，因为人们倾向以最省力的方式行走。这意味着在长途旅行中要节省能量，这对我们的祖先来说很常见。在指导步行者和设计步行训练计划时，请务必考虑这种习惯，我们将在第 3 章对其进行详细讨论。但首先，让我们熟悉步行的内部运作方式。

　　作为一名步行教练，你会发现它有助于我们更好地了解人类从脚跟触地到脚趾推开和从两腿站立到迈出步伐的步态。步行的动作方式很复杂，尽管我们的文化倾向把它称为"只是步行"。在这一章，我们将分解步态周期，观察肌肉的运动，并比较步行和跑步。对走路的生物力学有了更好的理解，教练就能提供更高水平的指导。

运动解剖平面

解剖平面是将人体分成若干部分的虚构面（图2.1）。这些平面在科学上很常见，被用来定位和定义身体部位、结构和解剖运动。接下来介绍 3 个主要层面。

（1）额状面。额状面（或冠状面）将身体分为前后两部分。

（2）矢状面。矢状面将身体分为左右两部分。

（3）横断面。横断面将身体分为上下两部分。

在每一个身体平面内也有运动。

（1）额状面的运动是横向的。例如，左右折返移动就发生在该平面。

（2）矢状面的运动是向前或向后的。例如，走路或跑步。

（3）横断面的运动是旋转的。例如，上半身的旋转运动。

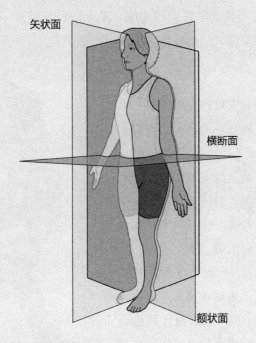

图 2.1　平面如何划分身体结构

分解步态周期

步行可能看起来像是一个基本的向前运动，但它是相当复杂的。虽然步行的主要动作发生在矢状面（见运动解剖平面），但在步态周期中，身体内的几乎所有平面内都有运动发生。但一般的观察者是察觉不到的。臀部外展和内收在额状面内运动，而骨盆、髋关节、膝关节，甚至脚在横断面内旋转。步态周期包括从一个步态到下一个步态的全过程。走路时，至少有一只脚总是在地上。

步态周期的不同阶段

步态周期有两个主要阶段：站立阶段和摆动阶段。站立阶段是当一只脚或两只脚都与地面接触的时候。摆动阶段是当一只脚在空中的时候。站立阶段约占周期的 60%，而摆动阶段约占 40%。站立阶段可以进一步分解为单支撑（单脚着地）和双支撑（双脚着地）阶段。

双支撑站立阶段

步态周期中的双支撑站立阶段是一只脚向前面伸出。两只脚都在地面上，前脚重心点在脚跟上，后脚重心点在前脚掌和脚趾上。前腿的上半部位弯曲，膝关节伸展，脚踝背屈（脚趾拉向胫骨）。后腿部位伸展，膝关节略微弯曲，脚踝弯曲。步行时的快照显示下肢、地面和上半身形成一个三角形，质心恰好位于中间的上方，形成顶点（图 2.2）。

当身体在平面上被切成两半 (请参考前面的运动解剖平面图)，那么身体的接合点就是使身体两边质量相等的点。如果从这一点把身体悬挂起来，就能达到完美的平衡状态。但随着身体位置的变化，肚脐也会发生轻微的变化。在步态分析中，质心运动是一个重要的研究领域。为了达到训练的目的，了解质心对步行的基本影响是很重要的。在

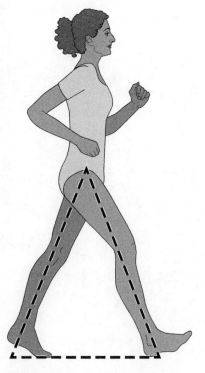

图 2.2 双支撑站立。在这个位置，腿与地面形成一个三角形

迈步之前，两腿并拢时，双腿很容易支撑。当采用双支撑站立时，两条腿都不在身体正下方，所以身体没有直接的支撑，身体的重量直接压向地面。腿和躯干成一定角度，很难支撑住躯干。我们将在第 3 章进一步讨论这个概念，因为它与步行速度有关。

　　双支撑站立步态在步态周期中出现两次：开始和结束，双腿处于相反的方向。在这些短暂的时刻，两条腿承受身体的重量大致一样。站立阶段占步态周期的 60%，但其中的双支撑站立阶段非常短。在一瞬间（随着速度的增加，时间甚至会更短），前脚的脚后跟着地，当身体质量向前移动到前脚时，后脚被推开，双支撑站立阶段就结束了。

摆动阶段

　　当后脚离开地面时，随着后腿向前移动，体重转移到前腿，摆动阶段开始。为了促进摆动，后腿的脚踝背屈（将脚趾拉向胫骨），膝关节弯曲，对应一侧的臀部稍稍抬起。随着摆动的进行，后腿逐渐向前，然后迈过前腿。髋关节弯曲，膝关节伸展，为着地做准备。之前的前腿此时已变为后腿，并即将进入下一不摆动阶段。

单支撑站立阶段

　　这个阶段与摆动阶段同时发生。当一条腿处于摆动阶段时，另一条腿处于单腿站立阶段。身体向前移动，脚掌抬起，脚跟着地，另一条腿的脚跟离开地面，单腿支撑阶段开始，身体所有的重量落在一条腿上。虽然一般人不会注意到这些细节，但身体实际上会在这种步态中做出调整。当身体跟随着腿向前移动时，才能更容易支撑身体重量。（可在第 4 章的 "走的步幅较小" 中看到它怎样影响步行速度。）当身体在支撑腿的正上方，摆动的腿在身体的正下方时，这种姿势称为站立中间期。从此刻开始，当身体在支撑腿前面移动时，身体加速，继续单腿站立阶段，直到另一条腿的脚跟着地，开始双支撑站立阶段。然后，另一条腿开始了单腿站立阶段（图 2.3）。

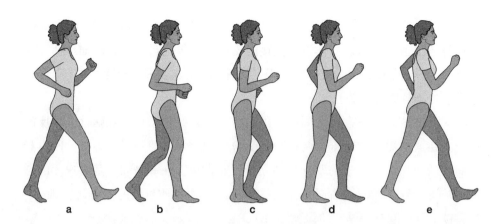

图 2.3　步态周期概述：(a)双支撑站立阶段；(b)单支撑站立阶段(右腿)，摆动阶段(左腿)；(c) 站立中间期；(d) 单支撑站立阶段 (右腿)，摆动阶段 (左腿)；(e) 双支撑站立阶段

步行方法

步行被描述成各种各样的动作，包括倒立摆、撑竿跳高和一系列向前落地的动作。了解这些方法可以帮助教练指导步行者进行更好的运动，走出更平稳的步伐。

倒立摆

摆是悬挂在细线上的重锤装置，它可以做往复运动。当我们在研究步行时，通常会想到胳膊和腿像摆一样能做往复运动。教练在指导过程中经常使用这个类比，例如，告诉步行者较短的摆移动得更快，因此弯曲手臂可以使他们摆动得更快。但是对于步行模型来说，过度摆动就会翻转。固定点是支撑腿的脚跟，质心是向前移动的，但在这种情况下，摆的固定点一直在移动。看看这个步行模型（图 2.4），教练可以看到在脚跟着地后，身体是如何将质心转移至支撑腿的顶部。当支撑腿在后面时，质心就会向前、向下移。所以，在行走的过程中，会有垂直运动。然而，为了能够有效地跨步，身体的其他部位，如骨盆和肩膀，会随之进行调整，健身者几乎察觉不到上下的摆动（本章后面和第 4 章将讲述如果步行者察觉到身体摆动，该怎么做，这样可以帮助步行者更有效地步行）。一个摆可以把运动的动能转换成重力势能，然后再转回来，从而继续摆动。步行是动能和势能交换的过程：脚着地时的动能和身体的重量集中在前腿上，有点像撑竿跳高，但身体的重量在腿上；然后，当身体继续向前行走时，势能起主要作用，类似下落时会利用重力。每一步都是如此。

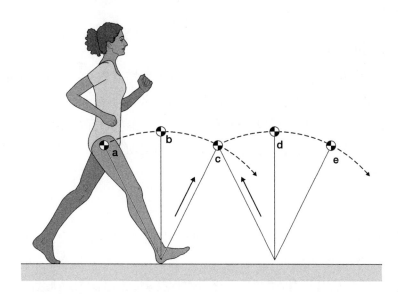

图 2.4　倒立摆步行模型展示了身体是如何工作的，以使身体质心抬起并越过支撑腿：（a）双支撑站立阶段；（b）站立中间期；（c）双支撑站立阶段；（d）站立中间期；（e）双支撑站立阶段

撑竿跳高

把走路比作撑竿跳高有助于说明身体在走路时的加速和减速。撑竿跳高运动员在立竿时，因为要起跳，动作会相对变慢。它看起来就像是慢动作，跳到最高时，似乎动作会暂停，然后随着身体下落再增速。把撑竿跳高运动员想象成身体的质心，立竿是脚跟着地。身体在双支撑站立阶段到站立中间期时减速，然后在站立中间期到双支撑站立阶段时加速，直到另一只脚的脚跟着地，再次减速，如此循环。

向前落地

通常把行走定义为脚向前落地的运动。在撑竿跳高的模型中，我们可以看到，落地是步行的一部分。从站立中间期开始，一条腿支撑身体，另一条腿从身体下方向前摆，摆动腿的脚后跟着地后成双支撑站立。从站立中间期到双支撑站立阶段，身体向前倾。前摆是行走的加速阶段，但是当脚着地时，加速停止。继而是减速阶段，这个阶段就像爬山，所以速度稍微下降一点属于正常现象。这些速度和上下摆动的变化都是细微的，通常是察觉不到的，但却影响着我们的动作表现。当我们讲解第 3 章提速的时候，这个步行模型至关重要。

肌肉的运动过程

除了动能和势能之外，肌肉也能在步行中发挥重要作用。通过了解哪些肌肉在工作，教练将能够更好地帮助他们的学员参与步行运动。除了正常步行训练外，有针对性地对肌肉进行训练，有助于提高步行的效果。

下面一起来看看在整个步态周期中肌肉的运动过程（只研究一条腿的肌肉运动过程）。

站立阶段

当脚跟着地时，臀大肌（臀部）和腘绳肌（大腿后部）会发挥作用，使身体减速，同时股四头肌（大腿前部）开始活动，以稳定膝盖。同时，胫骨前肌也开始活动，以使脚跟与地面接触时保持脚趾向上。然后胫骨前肌开始离心收缩，逐渐将脚的其余部分落到地面，起到缓冲作用。当体重转移到前脚，并且进入站立中间期时，臀小肌收缩以稳定骨盆。身体继续向前，臀部和腘绳肌会伸展臀部。小腿的肌肉（腓肠肌和比目鱼肌）也被激活，开始做蹬地动作，身体随即向前移动。

摆动阶段

为了使后腿向前摆动，髂腰肌和腘绳肌分别使髋关节和膝关节弯曲，并将腿抬离地面。然后，胫骨前肌参与运动，使脚部背屈，这样在腿向前摆动时，脚就不会接触地面。最后，股四头肌使腿伸直准备着地。

步行与跑步

步行与跑步相比，存在许多不同，一定要注意区分。不能简单地把步行看作慢跑，而应视为一种更健康的运动形式。一些步行者甚至已经能够独立完成全程或半程马拉松。

两者的根本区别在于是否双脚着地。慢跑的步幅或速度一旦增大，双脚将全部离开地面。跑步是一项高强度的运动，产生的冲击力相当于身体重力的 2 ～ 4 倍。步行的冲击力通常是身体重力的 1 ～ 2 倍。因此，大量的研究表明，跑步者比步行者更容易受伤。美国有氧运动研究中心对近 4,000 名步行者和跑步者进行研究，结果表明步行者比跑步者[1]的受伤率低 25%，受伤率随着速度的增加而提高。步行的冲击力低于竞走和慢跑。

"寻路"

案例研究

2014 年 3 月，李和米歇尔在亚特兰大哈茨菲尔德－杰克逊国际机场（以下简称"亚特兰大机场"）开会。米歇尔先到了，就朝国际航站楼走去，李也将到达那里。当她找到机场班车时，米歇尔问机场服务员是否可以步行去国际航站楼。她得到的答复是："可以，但是真的很远，我认为您不该这样做。"但米歇尔却花了不到 20 分钟就走到那里。

6 个月后，美国疾病控制与预防中心在亚特兰大机场启动了他们的"步行飞行"研究。这项研究包括在醒目位置张贴 4 个引导标志，鼓励乘客步行，让他们知道在两个大厅之间步行只需 5 分钟。与没有标识的情况相比，张贴标识后，每天在广场之间行走的人数增加了 11% ～ 17%[2]。

亚特兰大机场的标志可以帮助乘客定位他们所在的位置，并从一个地方导航到另一个地方。这些标志在以前就已经在城市中使用了。

传统上，城市中的标志都是针对驾驶员的。近年来，由于各种原因，城市越来越提倡步行。除了改善健康状况之外，增加行人交通还可以改善经济状况，使地区更安全，减少交通拥堵并减少污染。为此，北卡罗来纳州的夏洛特、宾夕法尼亚州的费城和纽约州的纽约已经投资了行人寻路系统。这些系统为行人指导路线，并鼓励居民和游客多步行、少开车。与路程相比，人们更关注到达某个地方需要用的时长，因此，这些标志针对的是步行到一个特定地点所需要的时间。虽然关于鼓励步行的研究有限，但初步研究表明它有积极的作用。

行人寻路系统也可以用于医院、大学、企业园区、工业园区和社区公园等地点。

欲详知更多信息，请访问相关网站。

步行和跑步的另一个关键区别是它们的能量转化。步行是动能和重力势能的交换，跑步是动能和弹性势能的交换。当跑步者脚落地时，运动产生的动能转化为肌腱和肌肉的弹性势能；当跑步者蹬地向前时，储存的弹性势能转化为动能，使跑步者能够产生移动。这个过程可以想象成一个球在地面上弹跳。走路有点像抛球。当球下落时，重力势能开始起作用。一般来说，反复弹球比抛球更容易。然而，大多数人会说跑步比走路难。虽然在理想的步行速度下确实如此，但如果加快速度跑步就不见得比走路难了，这与运动过

程中产生的能量有关。这就是为什么当步行者试着走得更快时，体内的弹性势能会被激发出来，就会走得更快。我们将在第 3 章进一步探讨相关内容。

常见的步态问题

当教练开始指导学员的步态时，可能会看到学员的步态模式。很多因素都会影响一个人的步态，从年龄、体型到身体受伤经历和鞋子的款式。教练不需要对学员进行步态分析。事实上，他们应该避免这样做，除非受过专业训练。然而，当教练教给学员正确的步行姿势和技巧时，有些常见的问题是可以纠正的，或者至少可以将步态偏差最小化。教练可以观察其他非典型的步态模式，在适当的时候提供基本的建议，并知道何时向卫生保健专业人员咨询。有时候，步态问题可能是由神经系统引起的，如帕金森病。

在第 4 章，我们将学习如何用良好的步行姿势和技巧来减小这些问题。

驼背

大家已经见过许多人在计算机前、手机前或开车时的驼背姿势。令人难过的是，很多人走路时姿势也是这样，非常难看。

长时间保持这种姿势会导致背部肌肉无力和胸部肌肉紧张。第 7 章的力量训练计划就是专门针对这个问题而设计的。有些人采取这种姿势步行是因为他们担心摔倒（可以在第 4 章找到步行技巧来解决相关问题）。如果碰到寒冷多风的天气，这种走路姿势是很常见的，所以适当的着装可以改善走姿。当人们站直了，他们看起来会感觉更好，走路变得更容易。在某些情况下，尤其是老年人，这种驼背的走姿可能是因为脊柱后凸，后凸是一种上背部脊柱弯曲的疾病。骨质疏松症、关节炎和不良走姿是导致脊柱后凸的常见原因。教练应该鼓励任何有这种情况的学员去看医生，治疗后，患者可能会觉得效果不错，这样更有利于他们步行。

腰部弯曲

人们开始步行锻炼的时候，他们往往会充满热情，时刻准备出发。他们想运动起来，有时会弯腰，把头伸到身体前面。这种错位的姿势会给下背部带来巨大的压力，尤其是在长距离行走时。我们应该给他们示范正确的姿势，并不断提醒他们。

跳跃

尽管前面讨论了身体质心的上升和下降，但走路不应该是一种上下方向的运动。行走时的弹跳通常是由不适当、过度的跨步造成的：步行者不是向前推动身体前进，而是向上推动；或者他们迈的步子太大了。适当的俯卧撑和足部训练（第 4 章）会对这种情况有改善和帮助。

手臂摆动

一旦我们开始观察人们走路，我们可能会惊讶地看到人们走路时手臂的各种摆动方式，向前挥拳、肘部向两边挥舞、手臂在身体上摆动、手臂挥舞等上身运动都会影响步态。而且，这些上身运动会使步行效率不高、速度慢。正确的手臂摆动（第 4 章相关内容）通常能有效地纠正这些效率较低的动作。

不常见的步态问题

以下步态往往不太常见，也不容易通过基础训练进行调整。建议应该及时发现并让学员去正规医院进行治疗。

拍脚

一个响亮的、拍击式的落地声音表明步行者是平脚落地，而不是先用脚跟着地，然后用中脚掌，最后是脚趾。只要让人们注意脚落地的声音，并指导他们改善走路姿势，就可以纠正不良走姿。当然，另一个原因可能与他们穿的鞋有关。很硬的鞋子会让人很难完成从脚跟到脚趾间的移动，也很难使脚更快着地，即使是用脚跟着地。这个问题也可能是由使踝关节背屈的肌群无力引起的，如胫骨前肌。有关加强这一领域的练习，请参阅第 7 章小腿区域练习。如果问题仍然存在，鼓励学员去看医生，因为这可能是由神经问题引起的。

拖着脚步走

摆动腿的脚向前移动时，人就容易拖着脚步走。如果支撑腿是弯曲的而不是完全伸展的，就会发生这种情况。与拍脚相似，它也可能是由踝关节背屈肌（如胫骨前肌）无力引起的。另一个原因可能是核心肌肉无力，导致臀部下垂。如果只是在训练时存在这个问题，那可能是疲劳所致。如果问题长期存在，建议学员咨询健康专家。

上身摆动

如果教练注意到自己的学员上半身出现过度摆动的现象，应该重点检查脚的位置。上半身会左右摇晃通常是由走路时两脚分开太远造成的。建议双脚放在骨盆下方，尽可能平行、靠近，距离不超过 10 厘米。过宽会减慢速度，而合适的间距可以减少身体过度左右摆动，减少能量损失，始终将步行的方向保持向前，使我们走得更快。

行走时，上半身的摆动也可能是由臀中肌、臀小肌和阔筋膜张肌等髋外展肌无力所致。这些肌肉负责保持骨盆的平衡，尤其是在单腿站立的情况下。当它们不能正常工作时，力量较弱的一侧的骨盆就会降低。为了补偿这个下降的部分，上身将向力量弱的一侧倾斜，以保持骨盆水平。这种步态模式称为特伦德伦堡步态，常见于老年人。2016 年发表在《人体运动科学》杂志上的一项研究[3] 中，研究人员研究了特伦德伦堡步态对膝盖的影响。当 15 个健康人模仿特伦德伦堡步态时，膝盖向内的移动增加了 25%。这种步态导致膝关节负荷增加，随着时间的推移，可能导致关节软骨磨损、疼痛，甚至增加患骨关节炎的风险。如果教练怀疑学员有这种情况，应鼓励他们去看医生，如理疗师（理疗师和康复医生。见第 12 章"什么是理疗师？"）。

现在大家已经对步行的运动过程有了很好的了解，我们可以逐步开始观察人们的走姿，确定步态周期的各个阶段，并注意人们走路方式的变化，以及快走时步态的变化。观察得越多，教练的指导技能就越强，巩固已有的知识，可以与学员更好地分享知识。接下来，第 2 部分包含 2 章，这一部分讨论如何有意识地加快步行速度，以及如何恰当地给予指导，以帮助学员更好地提速。

参考文献

1. Colbert, L.H., Hootman, J.M., and Macera, C.A. 2000. "Physical Activity-Related Injuries in Walkers and Runners in the Aerobics Center Longitudinal Study." *Clinical Journal of Sports Medicine* 10 (4):259-63.

2. Fulton, J.E., Frederick, G.M., Paul, P., Omura, J.D., Carlson, S.A., and Dorn, J.M. 2017. "Increasing Walking in the Hartsfield-Jackson Atlanta International Airport: The Walk to Fly Study." *American Journal of Public Health* 107 (7): 1143-49.

3. Dunphy, C., Casey, S., Lomond, A., and Rutherford, D. 2016. "Contralateral Pelvic Drop During Gait Increases Knee Adduction Movements of Asymptomatic Individuals." *Human Movement Science* 49: 27-35.

第 2 部分

新兴的步行方法

第3章

加快步伐

步行被归类为一种低到中等强度的运动。例如，2018 年美国体育活动委员会跟踪美国体育、健身和娱乐参与情况的年度研究表明，步行健身与拉伸、保龄球和雪地摩托一起被归类为低强度运动[1]。美国卫生和公共服务部发布的 2008 年体育运动指南中，竞走被列为高强度运动，其他类型的步行都被列为中等强度运动[2]。

人们通常认为步行不是一项剧烈的运动。步行不会使我们消耗过多的能量，因为人体经过漫长演变已经很适合长距离行走，人们自然会选择节能的步行速度，这样意味着消耗的能量更少。研究表明，人体自然的步行速度约为 2.8 ～ 3.1 英里 / 时（每英里 21 ～ 19 分钟）。即使是普通的步行者，也倾向于自行选择约 3.5 英里 / 时（每英里 17 分钟）的速度。很多步行者不知道该如何提高自己的步速，这时步行教练可以发挥更大的价值。在讨论如何帮助步行者提高步速之前，我们首先要明白步行必须是一项积极的运动，内在动力是我们取得良好健身效果的关键。

为什么要走得很快？

我们可能熟知一些多年来一直以同样的速度走路的人。步行与其他类型的运动相似，因为身体会逐渐适应一种特定的活动，如果不做出改变来增加挑战，就会进入停滞期。步行也是如此。改变步行计划较简单、较省时的方法之一就是加快速度。步行者从加快速度中得到的好处不仅是身体上的，如降低患病风险，消耗更多的能量，甚至可能减轻更多的体重；还包括心理上的，如挑战自我和进步带来的信心和成就感。

节省时间

总体来说，在相同时间内，人们可以通过步速的提高来提升健身效果，从而解决现在很多人抱怨没有充足时间运动的问题。体育运动指南建议，用高强度训练来代替中等强度及以下的训练，以提高训练效果[3]。

巩固步行带来的益处

随着锻炼的深入，加快步伐可以巩固步行带来的益处。

就心肺健康而言，最大摄氧量是一个衡量心肺耐力的黄金指标，最大摄氧量越高，长距离运动能力越强。库珀有氧运动研究所的经典研究发表在1991 年的《美国医学会杂志》[4]上，该研究清楚地表明了快走的好处。研究人员观察了 102 名久坐的女性，年龄在 20 ～ 40 岁，要求她们每周 5 天，每天步行 3 英里，持续 24 周。第一组以 3 英里 / 时（每英里 20 分钟）的速度行走，第二组以 4 英里 / 时（每英里 15 分钟）的速度轻快地行走，第三组达到 5 英里 / 时（每英里 12 分钟）的行走速度，第四组没有运动。结果表明：第二组的最大摄氧量改变幅度是第一组的两倍；第三组的最大摄氧量则增长了 4 倍。尽管她们的体重都很健康，第三组的身体成分也有改善。

还记得我们提到的关于短时间锻炼的偏好吗？根据参与这项研究的步行教练的报告，他们很难把第一组留在研究中，因为他们的锻炼时间更长。第一组要 1 小时才能走完 3 英里，而第二组只需 45 分钟就可走完，第三组只需短短的 36 分钟。对于许多人来说，听到自己能减少一半的训练时间是最好的激励方法，这会促使他们走得更快。

快走的好处还包括促进心血管健康。妇女健康倡议观察研究是一项前瞻性研究，对近 75,000 名 50 ～ 79 岁的女性进行了长达 6 年的追踪研究，研究人员追踪了她们的运动习惯，以观察其对预防心血管疾病的影响。每周步行2.5 小时的女性，患心脏病等心血管疾病的风险降低了约 30%。但是，当他们仔细观察时会发现加快步伐的好处更加明显。每小时行走 2 ～ 3 英里（每英里 30 ～ 20 分钟）的女性将风险降低了 14%。每小时行走 3 ～ 4 英里（每英里 20 ～ 15 分钟）的女性，将风险降低了 24%。以每小时 4 英里（每英里 15分钟）的速度行走时，风险降低了 42%[5]。有些益处可能来自对胆固醇的积极作用。在一项发表在《内科医学档案》上的为期 6 个月的研究中发现，久坐不动的人进行高强度步行训练后，他们的高密度脂蛋白胆固醇水平比进行中等强度步行训练的人有更大的改善[6]。

衡量健身的指标之一：最大摄氧量

摄氧量常见的衡量指标我们一般称为最大摄氧量，该指标被认为是很重要的适应性指标，因为它代表人体在最大负荷运动时身体中氧气的运输和利用情况。测量最大摄氧量的方法有多种，比较准确的方法是在实验室中使用专用设备进行测量。不过，教练可能想在实验室之外测量最大摄氧量。为此，可以先确定学员的静息心率，使用心率监测设备，或静止时在腕部或颈部采集脉搏数据。接下来，用 220 减去年龄来确定学员的理论最大心率。然后，将这些值代入最大摄氧量公式。最大摄氧量 = 15×（理论最大心率 ÷ 静息心率）。

即使教练没有计算学员的最大摄氧量，让学员知道他们的静息心率也是很有用的。静息心率是健康的标志，通常随着健康水平的提高而降低。建议每周检查一次静息心率，并通过静息心率的变化来监控健康状况。

即使对于患有高血压和心脏病的人，快走也能提供一定的益处。根据 2018 年欧洲心脏病学会发表的一项为期 3 年的研究，研究人员分析了 1,000 多名高血压患者的步行速度，他们发现，与中等步行速度（平均 2.4 英里 / 时）或步行速度慢（平均 1.6 英里 / 时）的患者相比，步行速度快（平均 3.2 英里 / 时）的患者住院的时间更短，即他们恢复得更快。超过一半的慢速步行者至少住院一次，快速步行者的住院次数只有不到慢速步行者的 1/3。慢速步行者的总住院天数约比快速步行者多 4 倍（分别为 4,186 天和 990 天），平均住院时间约是快速步行者的 3 倍（分别为 23 天和 9 天）[7]。

行走速度越快，对身体的冲击力越大。虽然快走影响的程度仍然比跑步低得多，但快走似乎比慢走对骨骼更有益。比利时研究人员分析了各种类型的运动对股骨颈（大腿骨顶部）的冲击力，股骨颈是发生骨质疏松、骨折的常见部位。正如预期的那样，跳跃和跑步最有可能提高骨骼强度。发表在《美国公共科学图书馆·综合》杂志上的 2018 年研究表明，更快的步行速度可能更好地提高骨密度[8]。在《美国医学会杂志》上发表的《护士健康研究》中，对 61,000 多名 40 ～ 77 岁的女性进行了分析，结果发现与久坐的女性相比以快节奏走路的女性，发生髋部骨折的风险降低了 65%，而轻松步行的女性发生髋部骨折的风险则降低了 49%[9]。

即使是在适度的运动水平上，提高步行速度也能产生对大脑的益处。在高强度锻炼时，血清素——一种改善情绪的神经递质，更容易生成[10]。此外，一种名为脑源性神经营养因子的蛋白质被大量生成，以帮助建立新的神经元[11]。所以我们感到更快乐，甚至更聪明。

走得快的人甚至可能活得更久。在2014年宾夕法尼亚大学的一项研究中，研究人员对约5,000名老年人进行了平均13.5年的跟踪调查，发现在研究期间，那些以每分钟100步以上速度行走的人的全因死亡率降低了21%。他们走得越快，发生死亡风险的概率越小。每分钟增加10步，概率减少4%[12]。

像跑步者一样消耗能量

根据《体育活动纲要》[13]，以5英里/时的速度步行或跑步，每分钟消耗的能量相当。其他研究表明，以较快的速度行走比以同样的速度跑步能更好地消耗能量。华盛顿大学医学院的一项发表在《运动医学与身体健康》杂志上的研究表明，当健康女性的步行速度从5英里/时增加到5.5英里/时（每英里从12分钟缩短到11分钟），她们的能量消耗增加了21%，而以同样的速度跑步，能量消耗只增加了7%[14]。令人惊讶的是，当她们把速度提高到6英里/时，跑步者的能量消耗并没有相应增加，但步行者的能量消耗增加了16%，平均每分钟消耗42焦能量，而跑步每分钟消耗31焦能量。能量消耗的差异可能是由于每种运动使用的能量类型不同。跑步用的是弹性势能，就像脚上有弹簧一样。当她们跑步时，弹力能帮助她们向前运动，就像一个弹跳的球。行走时可用的弹性势能较少，这意味着获得速度需要更多的肌肉力量。这就是为什么速度越快，跑步相对行走越容易。

即使不能达到更快的速度，通过训练将速度提高到4英里/时（每英里15分钟），也能更有效地消耗能量。根据2006年《英国运动医学杂志》的一项研究，步行者在50年代时将速度从4.1英里/时增加到4.6英里/时（每英里从15分钟缩短到13分钟）时，消耗的能量增加了32%，而从3.6英里/时增加到4.1英里/时（每英里从17分钟缩短到15分钟），消耗的能量增加了25%[15]。在每一种情况下，每小时多走半英里就能消耗更多的能量。随着步行速度的增加，消耗能量的增长速度降低了，这意味着步行的难度加大了。但在这样快的速度下，从生物力学角度上讲，跑步是更适合的运动方式（对关节没有太大影响，对心肺系统也没有太大的挑战），正如第2章所讨论的那样。以更快的速度增加能量的消耗可能对那些想要减肥的步行者有所帮助。

心理上追求更快速度

有时步行者在训练中不是因为科学原因而加快速度，而是为了心理上获得成就感（如有些人喜欢挑战）。当步行者看到努力后的回报是以更短的时间完成 1 英里的路程，比以往任何时候都更快地完成一条特定的路线，在一个相同时间间隔内走出更多的步数（见第 5 章的"计步式训练"部分），或者在 10 千米、半程马拉松或其他比赛中取得个人更好成绩，他们的信心会大增，这通常会促使他们坚持下去。加快速度还可以使步行更有趣，并巩固他们的信心和提高自己的目标。

真的有可能走那么快吗？

我们指导过的竞走运动员在没有正式的竞走训练的情况下，可以达到 6.3 英里 / 时（每英里 9.5 分钟）的速度（奥运会竞走运动员可以达到 10 英里 / 时，即每英里 6 分钟的速度）。在一个典型的 8 ～ 12 周的训练项目中，步行者将 1 英里的步行时间平均减少了 2.5 分钟。较慢的步行者最初花了 18 分钟或更长时间才能走 1 英里，平均减少了 3 分钟。即使是那些训练前能在 15 分钟之内走完 1 英里的速度较快的步行者，其速度也能提高，平均可以减少 1.5 分钟。

在库珀有氧运动研究中[16]，对年龄在 20 ～ 40 岁的久坐的女性进行了训练，她们能够在 3 英里内保持 5 英里 / 时（每英里 12 分钟）的速度。虽然这很有挑战性，但与步行慢的人相比，她们受伤的概率更小，也更乐意接受这个训练项目。之前提到的华盛顿大学医学院研究中的女性更年轻，平均年龄为 27 岁，但是她们可以达到更快的速度并保持 5 分钟，而不用接受库珀研究提供的正式训练。所有的女性都能以 5 英里 / 时（每英里 12 分钟）的速度行走，其中一半人能以 6.5 英里 / 时（每英里 9.25 分钟）的速度行走 5 分钟。

即使教练或学员不能达到较快的速度，但只要提高速度就有好处。

在步行中发现活力

通过各种各样的方法来评估训练强度，以帮助教练和学员确定他们是否达到目标。

测量强度的一种方法是使用代谢当量。这个计量单位描述了特定活动的能量消耗，代谢当量为 1 是指静止时的能量消耗。因此，代谢当量为 5 是指运动消耗的能量是身体休息时消耗能量的 5 倍。中等强度运动的代谢当量为 3.0 ～ 5.9。高强度运动是指代谢当量为 6.0 或以上的运动。代谢当量小于 3.0 的运动为轻度或低强度运动[17]。

运动应该是什么感觉?

　　教练负责把步行者推出舒适区。训练总是让人感到有一些不适的症状,但有些症状要引起我们的注意。我们将告诉教练运动应该是什么感觉、什么症状是不正常的,以及如果出现这些症状时应该采取什么措施。

　　可能在某些情况下,教练应该建议学员接受医生的检查。这些疾病包括但不限于慢性疾病,如糖尿病、高血压、关节炎或使他们处于高风险的因素,如吸烟或超重超过 20 磅(1 磅约为 0.45 千克,此后不再标注)。

正常症状	非正常症状	应对策略
心脏有节奏地加速跳动	胸痛、胸闷;心跳暂停或心悸	立即停止运动,拨打急救电话
呼吸频率加快	呼吸急促,上气不接下气	立即停止运动。如果停止运动后呼吸仍急促,拨打急救电话;若情况好转但运动后再次出现呼吸急促,打电话给医生
肌肉酸痛或有灼烧感	肌肉剧痛、刺痛或关节痛	停止运动,休息,冰敷。如果疼痛持续,就去看医生
一般性疲劳	头晕眼花	立即停止运动。如果停止后还是头晕,转移到一个安全的地方,然后打电话给医生

　　《体育活动纲要》是记录了数百种活动的代谢当量的标准化列表,从演奏乐器、修理房屋到健身运动,所有的代谢当量都是基于科学研究而得出的。制定该纲要有助于规范流行病学研究中体育活动强度。根据 2011 年《体育活动纲要》,在平地上以 4.5 英里 / 时的速度行走,代谢当量是 7——显然是一种高强度的运动。以 3 英里 / 时的速度行走,代谢当量为 3.5;以 3.5 英里 / 时的速度行走,代谢当量为 4.3;以 4 英里 / 时的速度行走,代谢当量为 5;这些运动都属于中等强度的活动。上述数据参考了诸多已发表的研究,均说明了步行是一种充满活力的运动方式。

　　一项发表在 2019 年《国际行为营养与身体活动杂志》上的研究,量化了基于步频的中等强度(3 代谢当量)和高强度(6 代谢当量)步行参考区间[18]。马萨诸塞大学阿姆赫斯特分校的研究人员对 76 名年龄在 21 ~ 40 岁的健康成年人进行了测试,发现强度适中的运动量是每分钟 100 步,而高强度运动是每分钟 130 步。

运动强度也与一个人的健康水平有关。一个健康的人可能在做一项强度为 6 代谢当量的活动时，会呈现中等强度的运动状态，而一个不健康的人可能在做一项强度为 4 代谢当量的活动时，会呈现高强度的运动状态。弗吉尼亚大学研究了高强度和低强度运动对一组超重中年女性的影响，这是一个研究强度相关性的代表性示例[19]。高强度运动组的平均步行速度为 3.7 英里 /时（约合 4.3 代谢当量），远低于高强度运动的 6.0 代谢当量。但对于这组超重中年女性来说，4.3 代谢当量已经是高强度的运动。我们的许多学员都属于超重的中年群体，只要他们在行走时不断激励自己，就很容易处于中等强度或是高强度的水平，这是基于他们的运动感觉和心率监测得出的结论。

对于教练来说，帮助学员了解他们的努力程度是很重要的。多年来，健身专业人士一直建议人们努力让自己的心率达到目标心率范围。这个范围是根据年龄和静息心率计算出来的。为了确定他们是否处于目标心率范围，学员需要定期检查心率。一般建议使用心率监测设备，因为手动测量脉搏需要停止运动，一般不太推荐。

随着时间的推移，研究发现使用主观疲劳程度量表（rate of perceived exertion，RPE）同样有效且更容易操作（表 3.1）。通过 1 ～ 10 等级来描述主观努力程度，从而确定疲劳程度。主观疲劳程度是主观的，也是因人而异的。初学者不需要跑得那么快就能感觉到他们的疲劳。当学员能力提高，他们会主动加快速度来感受更高的强度。这是我们的目标，这也表明学员的身体状况正在好转。

表 3.1　**步行感知努力程度**

运动程度	感知努力程度	步伐类型	何时建议这种步伐
几乎不运动	1 ～ 2	几乎不走动	锻炼时不适用
简单运动	3 ～ 5	悠闲地漫步	热身或是冷静时
中等强度	5 ～ 6	有目的的步行	稳定步行和恢复间隔
疾走	6 ～ 7	些许匆忙	稳定步行和恢复间隔
快走	7 ～ 8	约会迟到	60 秒以上的间隔
非常快速地走	8 ～ 9	想赶上一辆开走的公共汽车	较短的间隔（如 20 ～ 60 秒）
冲刺	10	和生命赛跑	间隔很短，不到 20 秒

谈话测试是教学员如何自我评估运动强度的另一种方法。谈话测试简单地将强度与说话甚至唱歌的能力联系起来。如果一个人运动时能唱歌，那表示处于低强度运动。在中等强度下，谈话是可行的，但唱歌是不可行的。鼓励受试者选择适合自己的运动强度，并选择适宜的热身活动、间歇、恢复方式和整理活动是有必要的。

更多加快步频的方法

加快速度不是增加步行强度的唯一方法。爬山、爬楼梯和持杖步行可能对增速更具有挑战性。增加强度的另一种方法是增加负重。由于某些原因，一些方法可能有风险。我们接下来将进行讨论。教练必须确保，增加运动强度的收益大于风险。

爬山

很多人有这种经历，爬坡时感到运动强度增大，不管是在户外还是在跑步机上。毫无疑问，爬山是一种提高强度的可行方法。根据《体育活动纲要》，在不改变速度的情况下，在不同的山坡坡度上行走可以将能量消耗提高约60%。坡度每增加 1%，能量消耗就增加 12%，相当于一个 150 磅的人每英里会多消耗 42 焦的能量。根据科罗拉多州立大学的研究，即使在斜坡上减慢速度，有氧运动的耗能量也和在平地上快走一样[21]。丘陵地形提供了强度增大的上坡和可以休息的下坡。而且，小型山坡可以提供力量训练。在一项研究中，与在平地上行走相比，上坡行走激活的臀大肌纤维数量是在平地上行走的 3 倍[22]。下坡对膝盖而言负担很重，上坡比较困难，如何传授上下坡技巧是很重要的（参见第 4 章的"爬山技巧"）。

增速方法

以下是根据每分钟步数估算速度的方法。 这些数据是基于马萨诸塞大学[18]和博伊西州立大学[20]的研究得出的。

100 ～ 110 步 / 分 = 2.5 英里 / 时 = 24 分 / 英里
105 ～ 120 步 / 分 = 3.0 英里 / 时 = 20 分 / 英里
115 ～ 130 步 / 分 = 3.5 英里 / 时 = 17 分 / 英里
125 ～ 140 步 / 分 = 4.0 英里 / 时 = 15 分 / 英里
135 ～ 150 步 / 分 = 4.5 英里 / 时 = 13 分 / 英里
140 ～ 155 步 / 分 = 5.0 英里 / 时 = 12 分 / 英里

爬楼梯

大家可能有过那种爬楼梯时气喘吁吁的经历，这并不奇怪。根据加拿大一项小型研究的结果发现[23]，爬楼梯要比在平地上快走费力两倍，是爬陡坡或举重难度的一半。爬楼梯能更快地达到较高的运动强度。爬楼梯是一个有趣、具有挑战性的步行锻炼。因为爬楼梯的动作较为费力，所以要小心，尤其是快速爬楼梯的时候。缓慢而稳定地爬楼梯和更快地爬或爬更高的斜坡一样有效，消耗的能量为在平地上轻快行走的 2 ～ 3 倍。为了增强力量，小型锻炼也不能忽视，如加快步频，在相同的时间内多走两步。教练要确保教授的方式正确，并提醒学员，正确的技术比速度训练更重要。为了保护下背部不受压力，请保持较高的重心，不要弯腰。对于那些有背部问题的人，一次爬一个台阶。由于冲击力会对关节造成震动，提示步行者放慢速度，保持稳定，轻轻着地。让步行者横向爬楼梯是一种改变运动平面和反方向锻炼肌肉的良好的方法，站立时双脚与楼梯平行，然后向上走。当他们上下楼梯时，要提醒他们靠右侧通行，以避免与他人碰撞。

北欧式健走

北欧式健走起源于芬兰，它利用类似滑雪杖或远足杖的两根杆子支撑上半身行走。与远足杖不同，这些杆子的橡胶头可实现更多的功能。在丘陵、多岩石的地形上，有助于平衡并减少下坡步行时的冲击。杆子还可以插向身体后方，然后用来推着身体向前行走。研究表明，与没有杆时相比，带杆子行走时心血管负荷和能量消耗增加了 20% ～ 25%。尽管这种健走模式很好，但使用这种方式的步行者还是会感觉到疲劳，且疲劳程度类似没有用杆子的步行。对于那些努力争取更快的步行者来说，教练可以在杆式步行训练课程中增加多样性，这将会是一种受欢迎的选择。但是，教练需要接受技术方面的培训。美国北欧式健走协会是一个很好的参照。与其他步行课程不同，教练需要根据设备制订计划。教练可以购买不同杆子并开设相对应的课程，也可以要求学员自己购买杆子。优质杆子的价格在 80 ～ 100 美元。

负重步行时的注意事项

从理论上讲，增加步行的负重是可行的。负重越多，走路就越困难，这会导致运动强度和能量消耗增加。然而，在大多数情况下，风险大于收益。事实上，我们强烈反对携哑铃步行或在脚踝负重。即使是负重背包或背心，其好处可能也没有想的那么大。

哑铃

一个简单、低成本的增重方法是步行时携哑铃。这一想法在 20 世纪 80 年代开始流行，当时人们发明了皮质泡沫覆盖的哑铃，并推广用于步行。大多数为步行设计的哑铃质量在 1～5 磅，不足以产生任何显著的效果。从理论上讲，一个 150 磅重的人以 3.5 英里/时的速度跑半小时会消耗 0.64 千焦的能量。如果他们负重 5 磅（可能超过大多数人走半小时能够携带的重量），他们就会多消耗 0.05 千焦的能量。这是保持与额外重量同步的前提下。手臂像钟摆一样来回摆动，钟摆越重，摆动越慢。

北欧式健走

案例研究

在数十年的职业生涯中，团体健身领袖兼私人教练巴布尔·戈姆利教授了几乎所有体育项目的健身课程。但是，大约有 15 年的时间，她一直在进行一项课程，这就是北欧式健走，有时也称为"城市握杆步行"或"城市握杆"。北欧式健走协会曾送她一对北欧的步行杆子，让她自己尝试走一下并考虑加入该协会时，巴布尔正在指导一个当地的步行团队。当她独自使用步行杆子时，她很失望，因为没有掌握技巧导致她表现得非常不好。但是当她接受教练的相关指导后，情况发生了变化。美国北欧式健走协会的一位教练向她展示了使腹部肌肉活动并增加有氧运动的技巧。巴布尔教授不仅成为北欧式健走的爱好者，而且还成为了一位高级教练，为其他北欧式健走的教练提供认证。

巴布尔每周提供 3 个等级的握杆步行课程。对于那些椎管狭窄、最近有过关节置换或心脏手术而行动不便的人，温和的入门课程更具有吸引力。这个 45 分钟的"停止和开始"课程鼓励人们根据需要坐着休息。初级班是下一个阶段，包括入门班的毕业生。这一课程持续 60 分钟，休息时间更少。对于拥有各种健身经验的人来说，任一级别的课都有 60 分钟的锻炼时间，且都具有挑战性。所有课程全年开放。

巴布尔发现人们选择参加该项目的原因有以下 3 个：锻炼身体、享受社交乐趣以及锻炼时可以领略风景。为了让课程保持新鲜感，她每节课都会改变户外路线和锻炼重点。例如，其中一次锻炼，她可能鼓励参与者走超过 8,500 步。在另一种情况下，她可能会增加步行弓步或站立俯卧撑。但最后都会进行放松恢复。巴布尔的所有课程几乎都在一个大型城市公园和一座大型的城市公墓进行，但她发现还有许多地方值得探索，其中包括菜园、动物园、沟壑、历史景点和园艺景点，这些都是令人感兴趣的地点和娱乐场所。

欲详知更多信息，请访问相关网站。

当手臂慢下来的时候，腿也慢下来，因为神经系统是连接在一起的，所以手臂和腿是同步的。即使稍微放慢速度，如 3.2 英里 / 时的速度，由于体重的原因，也意味着身体消耗的能量比正常情况下不负重步行时少 84 焦。

当研究人员将这项技术应用于步行测试时，他们发现，每只手里拿着 3 磅重的物体时，步行的唯一效果是使得行走更加费力。根据发表在《运动康复杂志》上的研究，与没有负重步行的人相比，即使他们以相似的速度负重步行，能量消耗也没有增加[24]。这似乎令人惊讶，但对非洲女性进行的研究表明，她们头上的负担要重得多，但步态的变化对能量消耗的影响很小。与不负重的情况相比，这些女性可以在不消耗任何额外能量的情况下，负担自己体重的 20% 重物（对于一个 150 磅的女性来说，可以达到 30%）[25]。

此外，在每只手臂末端负重，手臂的摆动会给肩膀、肘部和手腕带来很大的压力，可能会导致这些部位的肌肉、韧带或肌腱紧张。每增加一磅都会增加对关节的影响。

人们希望通过举重来锻炼胳膊的力量（或者用在脚踝负重的方法锻炼腿），通过每周 2 ~ 3 次的力量训练来达到更好、更快的效果。肌肉必须通过锻炼以增强力量。人们在日常生活中经常会提起东西，如一袋袋的杂货，在烘烤或烹饪时使用的 5 ~ 10 磅装的苹果、面粉或土豆，洗衣时用的洗衣篮，行李箱，抱孩子等。与拉伸肌肉相比，走路时拿着一个 3 ~ 5 磅重的哑铃，没有任何益处。

脚踝负重

当我们听到这个建议时，我们会本能退缩，即使是医生和研究人员提出这个建议。除了不推荐携哑铃走路外，用在脚踝负重的方式走路也会对身体造成影响，而这种锻炼方式曾经是一种低强度的、对关节有益的锻炼方式——这是许多人选择走路作为锻炼方式的主要动力。携哑铃步行和在脚踝负重步行时，在四肢末端负重是不科学的，违背了生物力学，导致身体其他部位出现问题，而且对增强力量或改善肌肉张力几乎没有作用。

背包负重

有一项背着重物的步行运动，称为 "rucking"。这个名字来自美军部队背包（ruck sack），军人用 100 磅或更多的装备填满背包，然后携带用于训练。由于重物在躯干周围而不是在四肢末端，受伤的风险更小。然而，随着背包重量的增加背包带来的影响也相应增加，特别是当背包移动时。一些背包是专门为身体设计的，使用的是接近身体曲线的扁平设计。

背心负重

有口袋的贴身背心可以装半磅或一磅重的东西，所以质量可以很容易地被调整。这种负重的方法还有一个好处，就是把重物分散在躯干周围。与背包相比，背心能更好地将重物分散在躯干周围，而不是集中在背上。负重背心甚至被用于研究绝经后女性，其可能有助于改善骨密度和降低发生骨质疏松风险。

增加步行强度的方法有很多种。然而，根据我们的研究和经验，我们认为提高速度是比较有效的方法。这是我们指导成千上万学员的成功策略。第 4 章将帮助教练了解如何教授良好的步行技巧，为提高速度和降低受伤风险奠定基础。

参考文献

1. Physical Activity Council. 2018. "2018 Participation Report: The Physical Activity Council's Annual Study Tracking Sports, Fitness, and Recreation Participation in the US."

2. U.S. Department of Health and Human Services. 2008. "2008 Physical Activity Guidelines for Americans."

3. U.S. Department of Health and Human Services. 2018. "Physical Activity Guidelines forAmericans:2ndedition."

4. Duncan, J.J., Gordon, N.F., and Scott, C.B. 1991. "Women Walking for Health and Fitness. How Much Is Enough?" *Journal of the American Medical Association* 266 (23): 3295-99.

5. Manson, J.E., Greenland, P., LaCroix, A.Z., Stefanick, M.L., Mouton, C.P., Oberman, A., Perri, M.G., David S.S., Pettinger, M.B., and Siscovick, D.S. 2002. "Walking Compared With Vigorous Exercise for the Prevention of Cardiovascular Events in Women." *The New England Journal of Medicine* 347: 716-25.

6. Duncan, G.E., Anton, S.D, and Sydeman, S.J. 2005. "Prescribing Exercise at Varied Levels of Intensity and Frequency: A Randomized Trial." *Archives of Internal Medicine* 165 (20): 2362-69.

7. Merlo, C., Sorino, N., Myers, J., Sassone, B., Pasanisi, G., Mandini, S., Guerzoni, F., Napoli, N., Conconi, F., Mazzoni, G., Chiaranda, G., and Grazzi, G. 2018. "Moderate Walking Speed

Predicts Hospitalization in Hypertensive Patients With Cardiovascular Disease." *European Journal of Preventive Cardiology* 25 (14): 1558-60.

8. Pellikaan, P., Giarmatzis, G., Vander Sloten, J., Verschueren, S., and Jonkers, I. 2018. "Ranking of Osteogenic Potential of Physical Exercises in Postmenopausal Women Based on Femoral Neck Strains." *PLOS One* 13 (4): e0195463.

9. Feskanich, D., Willett, W., and Colditz, G. 2002. "Walking and Leisure-Time Activity and Risk of Hip Fracture in Postmenopausal Women." *Journal of the American Medical Association* 288 (18): 2300-06.

10. Young, S.N. 2007. "How to Increase Serotonin in the Human Brain Without Drugs." *Journal of Psychiatry and Neuroscience* 32 (6): 394-99.

11. Szuhany, K.L., Bugatti, M., and Otto, M.W. 2015. "A Meta-Analytic Review of the Effects of Exercise on Brain-Derived Neurotrophic Factor." *Journal of Psychiatric Research* 60 (1): 56-64.

12. Brown, J.C., Harhay, M.O., and Harhay, M.N. 2014. "Walking Cadence and Mortality Among Community-Dwelling Older Adults." *Journal of General Internal Medicine* 29 (9): 1263-69.

13. Ainsworth, B.E., Haskell, W.L., Herrmann, S.D., Meckes, N., Bassett, D.R., TudorLocke, C., Greer, J.L., Vezina, J., Whitt-Glover, M.C., and Leon, A.S. 2011. "2011 Compendium of Physical Activities: A Second Update of Codes and MET Values." *Medicine & Sciences in Sports & Medicine* 43 (8): 1575-81.

14. Greiwe, J.S. and Kohrt, W.M. 2000. "Energy Expenditure During Walking and Jogging." *Journal of Sports Medicine and Physical Fitness* 40 (4): 297-302.

15. Schwarz, M., Urhausen, A., Schwarz, L., Meyer, T., and Kindermann, W. 2006. "Cardiocirculatory and Metabolic Responses at Different Walking Intensities." *British Journal of Sports Medicine* 40 (1): 64-7.

16. Duncan et al.,1991.

17. U.S. Department of Health and Human Services. 2008.

18. Tudor-Locke, T., Agular, E.J., Han, H., Ducharme, S.W., Schuna, J.M., Barreira, T.V., Moore, C.C., Busa, M.A., Lim, J., Sirard, J.R., Chipkin, S.R., Staudenmayer, J. 2019. "Walking Cadence (Steps/Min) and Intensity in 21-40 Year Olds: CADENCE-Adults." *International Journal of Behavioral Nutrition and Physical Activity* 16: 8.

19. Irving, B.A., Davis, C.K., Brock, D.W., Weltman, J.Y., Swift, D., Barrett, E.J., Gaesser, G.A., and Weltman, A. 2008. "Effect of Exercise Training Intensity on Abdominal Visceral Fat and Body Composition." *Medicine & Science in Sports & Exercise* 40 (11): 1863-72.

20. Hoeger, W.W.K., Bond, L., Ransdell, L., Shimon, J., and Merugu, S. 2008. "One-Mile Step Count at Walking and Running Speeds." *American College of Sports Medicine' s Health and Fitness Journal* 12 (1): 14-19.

21. Ehlen, K.A., Reiser, R.F., and Browning, R.C. 2011. "Energetics and Biomechanics of Incline Treadmill Walking in Obese Adults." *Medicine & Science in Sports & Exercise* 43 (7): 1251-59.

22. Franz, J.R. and Kram, R. 2012. "The Effects of Grade and Speed on Leg Muscle Activations During Walking." *Gait & Posture* 35 (1): 143-47.

23. Benn, S.J., McCartney, N., and McKelvie, R.S. 1996. "Circulatory Responses to Weight Lifting, Walking, and Stair Climbing in Older Males." *American Journal of the Geriatric Society* 44 (2): 121-25.

24. Campana, C.T. and Costa, P.B. 2017. "Effects of Walking With Handheld Weights on Energy Expenditure and Excess Postexercise Oxygen Consumption." *Journal of Exercise Rehabilitation* 13 (6): 641-46.

25. Maloiy, G.M., Heglund, N.C., Prager, L.M., Cavagna, G.A., and Taylor, C.R. 1986. "Energetic Cost of Carrying Loads: Have African Women Discovered an Economic Way?" *Nature* 319 (6055): 668-69.

第 4 章

教授正确的训练技巧

本章将从训练的方式讲解步行。大多数人从 12 个月大就开始步行。经过数十年的步行，已经形成了有规律且可识别的步态。我们可以在认出面孔之前通过步态认出朋友，这可以归功于解剖学。每次步行时，人都会加深对步态模式的记忆，从而形成从大脑到肌肉的强大神经通路。信息从大脑开始，然后沿着神经通路传送到必要的肌肉。这种通路可以节约大脑的能量，不必每一步都要考虑肌肉的收缩。步行技巧的任何变化都需要耐心和反复提醒，以改变数十年来步行过程中创建的神经通路记忆信息。

举例来说，就像我们日常刷牙。大多数人已经刷牙很长时间了，手的运动模式在大脑和肌肉中根深蒂固。人们通常用惯用手刷牙，使用非惯用手会不熟练，导致挫败感，也会感觉牙齿没有刷干净，使用牙刷也会不够灵巧，不能正确清洁。但是熟能生巧，随着不断用非惯用手刷牙，一段时间后可以变得和惯用手一样灵活。

同样，教练可以通过长期改善步态来进行有氧运动训练。训练中做一些小的动作训练会逐渐改变学员步行的习惯，教练可以借此帮助学员改善运动能力。

不管是什么原因促使人们去上步行课，无论是保持健康还是减肥，我们都应该增加心肺功能的锻炼，同时尽量减少受伤的风险。只要尽可能快地步行，就可以达到这些效果，没必要在意走路时的技巧，这一想法是错误的。经验告诉我们，如果我们掌握了步行技巧，锻炼效果将得到改善，受伤的风险将降低，步行速度也会加快。

良好的技巧使步行成为一种可掌控的、可持续的锻炼。与在散步中简单地加快步行速度相比，它具有更大的好处，对身体的伤害更小。

利用我们对步行涉及的肌肉知识，让我们来看看如何指导学员，让他们锻炼这些肌肉。这项技术主要分为 4 个阶段，以改善姿势、步幅、肌纤维募集、脚的位置或者更多方面。是时候重新思考我们应该如何步行了。

Sound Steps

案例研究

公园和娱乐部门经常提供步行计划，如西雅图的"Sound Steps"步行项目，这是一项免费的活动，由志愿者组织的步行和远足计划，旨在增加体育锻炼和社交活动。该计划是在该城市的"终身娱乐计划"的主持下进行的，针对年龄在 50 岁以上的人群，它每周在整个城市的社区、公园，甚至动物园开展各种难度的步行活动。每周大多数的活动都是免费的。每月提供不同级别的远足费用，其中包括前往小道的交通费用。初学者、行动不便的人或需要辅助设备的人，可以在当地的购物中心散步，也可以选择在室内用随身听听音乐。步行可达半英里或长达 5、6 英里，每个人都能够运动。在季节性活动中也可以玩得开心，如包括聚餐在内的节日漫步。

那些寻求挑战的人可以参加年度春季培训计划。通过越来越长的步行来提高健身水平，参加计划可选择 5 千米走或半程马拉松高级赛事。他们会收到一份训练时间表，其中包含每周进行 3 次散步以及在周六进行的小组活动的散步的建议。

该计划的成功取决于志愿者中的领导者和信息的传播，领导者通常是社区中的同龄人。研究促进公共卫生的大学生负责提供支持。学生和老年人均表示，他们有机会与不经常互动的人群分享经验并发展关系。计划协调员塔玛拉·基夫表示，这个计划的目标是在步行地点提高参与度，通过增加目前没有参与点的城市地区来满足服务不同人群的需求。

欲详知更多信息，请访问相关网站。

训练是一个循序渐进的过程，可让学员感受到成功。从简单的步态细化开始，逐渐发展为越来越复杂的肌肉力量补充以及身体意识的改善。从第一步开始，步行者将提高速度。随后的训练将引入新技巧，并对它们进行进一步完善，以提高速度和进行更有力的锻炼，同时最大限度地降低受伤风险。介绍这些训练过程时，请教练始终尊重学员的能力，在其理解的解剖学知识内进行指导。

阶段 1：眼睛看向地平线，肘部弯曲

这个阶段着重上身的位置和运动。虽然这一阶段专门针对头部和手臂，但良好的上身姿势非常重要，必须教给所有的步行者。如果停下来观察别人走路时的姿势，就会看到姿势各不相同。如腰部弯曲或骨盆位置不当，这些

姿势都会阻碍步伐的迈出。阶段 1（图 4.1）解决了快速步行带来的姿势挑战，良好的姿势可降低受伤风险。

眼睛看向地平线

眼睛看向地平线，下巴与地面平行。教练要鼓励学员关注他们的目标。从解剖学的角度看，耳朵与肩膀以及身体重心要保持平行。虽然这只是个小小的改变，但效果明显，可以使脊柱得以正确排列，为步行创造了良好的起始姿势。有效的行走始于良好的姿势。当步行者姿势挺拔，他们的胸腔会更加舒展，呼吸就更加顺畅。走路时盆骨被抬起，双腿行动就会更加自如。

尽管这个改变很简单，但有些人需要被不断地提醒才会抬起头向前看。这并不奇怪，因为许多日常活动——坐在计算机前、开车、发短信，甚至做饭或读书——都让人们习惯于弓背、耸肩。改变多年的神经和肌肉记忆是一个挑战。此外，一些步行者害怕绊倒和摔倒。他们认为自己无法察觉那些使他们跌倒的障碍物。

对于那些害怕看不见地平线或在有很多障碍的地方行走的学员，教练要鼓励他们看看前面 6～10 米的地方。这会让他们抬起头来，及时发现危险并做出反应。当一名学员和她的家人发现这种方法时，他们对这种改变带来的好处感到满意。

当玛丽恩和她的女儿们来上课的时候，她已经 74 岁了，尽管患有帕金森病，但她仍然保持了 12 年的正常行走。在单节课期间，每个人在开始和结束的时候都做了一个计时评估，这样就可以看到在学习了步行技巧之后，他们进步的情况。在玛丽恩之前，我们从来没有一名学员在最后一圈跑得比我们慢。但是当她接近终点线时，她笑着欢呼："我做得更好了！"她开始喜极而泣。她解释说，这是 3 年来她第一次能够同时走路和看树。随着病情的发展，她开始向下看自己的脚，因为她害怕摔倒。但是，当玛丽恩抬头看前面 3～6 米的地方时，她觉得有足够的信心抬起头来，现在她更喜欢一边欣赏风景一边散步了。

快走可以长寿

随着年龄的增长，人们走路的速度越快，寿命就越长。基于不同的年龄和性别，有研究表明，65 岁以上的人如果行走速度在 2.2 英里 / 时以上，他们就能活得比预期寿命更长。如果步行速度在 1.3 英里 / 时以下，他们寿命减短的风险更大。

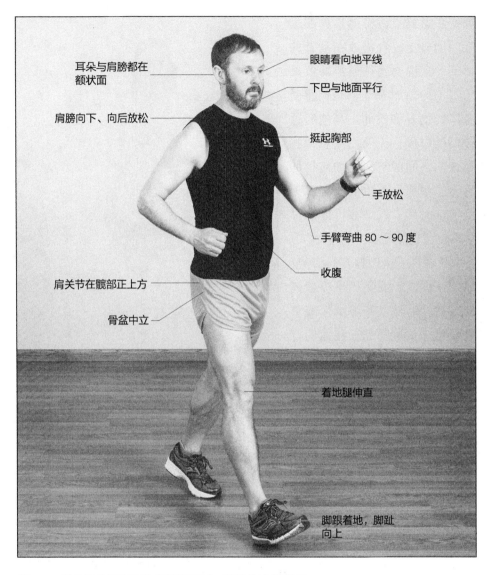

耳朵与肩膀都在
额状面

眼睛看向地平线

下巴与地面平行

肩膀向下、向后放松

挺起胸部

手放松

手臂弯曲 80 ～ 90 度

肩关节在髋部正上方

收腹

骨盆中立

着地腿伸直

脚跟着地，脚趾
向上

图 4.1　当教练教授良好的走路姿势时，要记住这些要点

　　对于学员而言，仅步行姿势改善就是一项巨大的好处。许多人站立时看起来感觉会更好，他们经常有这种良好的感觉。学员的朋友或同事经常这么评价学员："即使他们没有减肥，他们看起来仍然像在减肥。"良好的步行姿势还可以更有效地增强后背的肌肉，我们将在后面对这一内容进行讨论。

　　为了养成良好的步行姿势，指导学员想象一根绳子系在他们的头顶，当他们的脚停留在地面上时，绳子可以提升或拉伸他们。教练可以通过让他们保持正常站立，将拇指放在最低的肋骨上，食指放在盆骨的顶部，来说明这种姿势的效果（图 4.2）。然后告诉他们感受身体的提升和拉伸。当他们这样做的时候，让他们注意胸腔和骨盆之间的空间是如何拉伸的。这些都是简单的策略，无论什么时候，教练都可以鼓励学员在课后练习。

要在课堂上教好步行姿势，请找一面墙，墙要比班级最高的人高。请学员卸下水带或负重背包等负重物品。让他们背靠墙站立：脚跟、臀部、肩胛骨和头部靠墙。这样可以使耳朵、肩膀和臀部都在额状面，保持良好的姿势。让他们保持这种站立姿势进行工作（这意

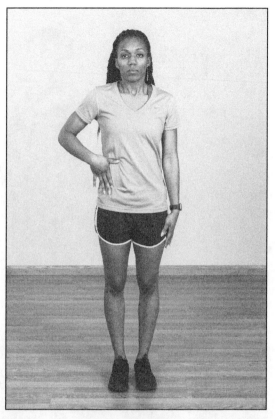

图 4.2　右手拇指置于最低肋骨上，食指置于盆骨顶部。站立高度提升，会比放松站立时高一些

味着增强肌肉力量）。鼓励学员在行走过程中也维持这种姿势。

弯曲肘部

阶段 1 的第 2 部分侧重上身的位置和运动，教练要鼓励学员在跑步过程中选择适合自己的手臂弯曲方式。人类在奔跑时本能地弯曲手臂，是因为大脑了解这样做的物理原理：手臂是杠杆，较短的杠杆比较长的杠杆更容易快速移动。这个原理用节拍器来说明就是：要增加摆动频率，可将端点重物移近杠杆的固定端（支点）；要降低频率，可将重物远离固定端。跑步时，大多数人弯曲手臂，使手臂的质量中心更靠近支点，此支点是人体的肩膀，通过缩短杠杆使人们走起来更快、更容易。

当大多数人试图走得更快时，弯曲手臂对步速并没有发挥太大作用。更常见的情况是，跑步时才会弯曲手臂，而走路不会。对于那些想要继续走但

又想加快速度的人来说，弯曲手臂是必要的。当手臂变短时，手臂的摆动就不那么费力了，而且可以摆动得更快。因为大脑总是保持手臂和腿的同步摆动，增加手臂的摆动节奏（速度）会导致腿的摆动节奏增加。手臂摆动得越快，走得就越快。

以下是确保手臂正确摆动的关键步骤。

将手臂弯曲 80 ～ 90 度

鼓励步行者像跑步时那样摆臂。他们应该在整个活动范围内保持手臂弯曲的姿势（图 4.3）。有个不错的
方法可以尝试一下，把弯曲的手臂想象成石膏，这样手臂就不能伸直，摆动的动作应该只从肩膀开始。当教练观察学员时，注意他们手臂向后摆动时肘部的伸展。我们称这种常见的错误为"鼓槌式手臂"，因为每当手臂放下时就像敲鼓一样。帮助学员认识到这个问题后，让他们在脖子上绕一根绳子，绳子中心位于脖子，两边长度一致，每只手分别拿绳子末端然后步行。如果他们保持肘部弯曲，他们不会注意到脖子上的绳子。然而，如果他们在后摆时伸展肘部，绳子就会在脖子后面来回滑动。

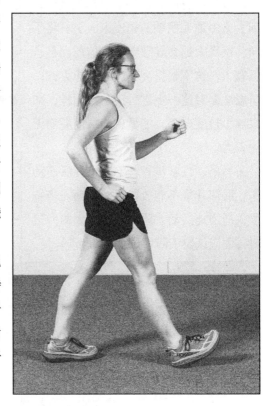

图 4.3 手臂弯曲 80 ～ 90 度

前后摆动

行走是一种矢状面运动（向前和向后），所以手臂应该在矢状面摆动，双手从与胸部齐平的地方向后摆至臀部时，手划过的一条线呈弧形。当弯曲的手臂摆动时，如果抬起头，眼睛注视前方，向前移动的手应该刚好进入视觉范围。

根据解剖标记，指导步行者摆动手臂不高于胸部高度（图 4.4）。想象一下，一个架子从胸部伸出来，挡住手往上运动。为了控制过度激烈的手臂摆动，可以想象每只手上都有一个手电筒，必须一直保持照亮前方的路。如果摆得太高，就会把天空照亮。如果他们在后摆时手腕下垂或手臂伸直，光线就会被引导到地面或他们身后。这些细节都很重要，因为大多数人摆动的幅度太大了。将手向前摆得太远会导致腿在身体前面且步幅较大，这不是提高速度的理想方式，阶段 2 会对这一步进行讲解。同样，如果双手过度向上，能量就会被消耗而无法省力。

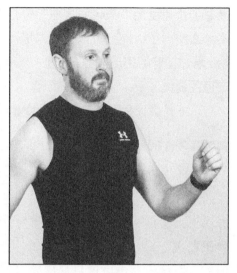

图 4.4　手臂向前摆动至与胸部等高，但不高于胸部

另外，许多步行者不太重视后摆动作，肘部几乎不能放在身体后面。当一个人适当地摆动手臂以获得最大的力量时，手应该位于髋骨位置（图 4.5）。

简化运动

由于肩是一个多轴的球窝关节，在矢状面上的手臂运动同时也包括水平面和额状面上的小幅度旋转。步行者的动作越符合空气动力学，他们的速度就越快。不要让手臂在水平面和额状面旋转过大，如果双臂在身前交叉、走路时就会出现轻微的摇摆。作

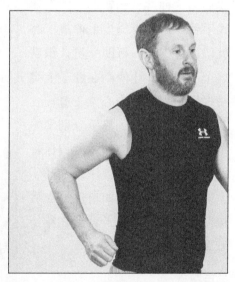

图 4.5　将手臂向后摆动，直到手位于髋骨位置

为教练，要注意躯干的过度旋转，不要让学员的手越过身体中线。

与向前行走相冲突的其他常见错误是，肘部向两侧摆动，或者手臂在身体前方左右摆动。提醒学员保持肘部向前和向后摆动，而不是并排摆动。

双臂摆动、保持放松

　　大多数人会找到一个自然舒适的手指和手的姿势，通常呈杯状（图 4.6）或像握手一样伸展（图 4.7）。在任何一个姿势中，手都应该与前臂在同一水平线上，不屈曲。握拳是比较常见的错误。手和前臂的等长收缩会消耗身体能量，可能导致手臂、颈部和上背部的肌肉紧张。为了鼓励学员在保持杯状姿势的同时放松双手，可以让学员想象自己正手握鸡蛋，如果握得太紧鸡蛋会碎。通过这个方法指导学员张开双手，让他们的指尖接触拇指，形成良好的手部姿势。

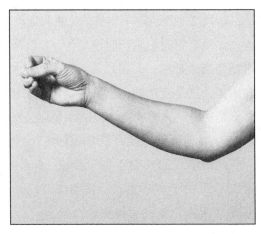

图 4.6　双手轻握，保持杯状，指尖接触拇指而不是手掌

　　其他的步行者可能会从手腕开始放松。手腕弯曲时，手臂不会发挥什么作用。如果教练看到学员的手腕软弱无力，建议他们将手与前臂对齐，就好像他们要与某人握手一样，让他们想象手臂的力量。阶段 3 将全面讲解怎样利用手臂的力量，所以最好采

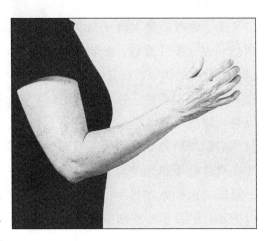

图 4.7　如果手腕处弯曲无力，建议用握手姿势

用握拳姿势，看看这样是否能调整手的位置。如果没能改善，阶段 3 相关的内容可能会因手的位置不对而没办法正确完成。

　　当步行者在他们的技术上增加一个弯曲的手臂摆动时，提醒他们保持肩膀下沉，背部放松。常见的错误是当他们专注做出所有的调整时，会导致肩部紧张，加上吹风等因素，教练可能会看到耸肩的姿势。所以要不断提醒学员放松，同时保持正确的动作。

阶段 2: 短而快的步伐

阶段 2 主要讲解下半身的位置和运动。

如果要猜我们步行时谁更快，1.72 米的米歇尔还是 1.67 米的李？很多人可能会选米歇尔。大多数人认为个高腿长的人走得更快（米歇尔总是听到这句话），这是合理的。但事实是，个子矮的人可能比个子高的人走得快，这并不是一种罕见的现象。2016 年奥运会女子 20 千米竞走的金牌得主身高只有 1.6 米，她步行的速度为平均每英里 7 分钟，击败了许多身高更高的对手。

加快步伐的关键不在于步伐更大，而在于节奏更快。阶段 2 主要是让肺和腿移动得更快，同时尽量减小压力。

走的步幅较小

这一阶段的最大改变是身体向前倾时，步长缩短。前倾是通过将着地脚的脚跟放在身体前面，质心向前来实现的。这个姿势可以最大限度地减少身体主动将质量推向前脚所需的动力。但脚放在身体前面越远的地方，将另一只脚向前抬就越费劲。我们可以把步行看作重心不断前移的过程。但是当腿过度前伸时（图 4.8），就像刹车一样，会降低速度，产生过大的起伏，增加对包括膝关节在内的下半身关节的冲击。当脚落在离身体更近的地方时（图 4.9），影响较小，更容易将身体质量转向前脚，并将后脚向前摆动，以控制身体向前进入下一个行走阶段。

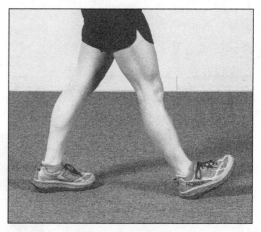

图 4.8 当腿在身体前方且距离较远时，支撑和移动前腿上方的质心需要更多的力量

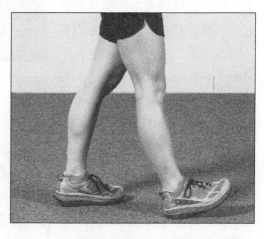

图 4.9 当脚更靠近身体时，支撑和移动前腿上方的质心需要更少的力量

对许多人来说，步幅的微小变化是非常具有挑战性的。他们习惯了有氧步行的感觉，而且通常需要更大的步幅。建议学员耐心练习，尽管许多学员形容这像婴儿走路。

这里有 3 个方法可以帮助步行者选择合适的步幅。

方法 1

1. 让步行者的脚跟、臀部、肩胛骨、背部和头靠墙（移开所有腰包和水瓶架）。
2. 确定这是走路的姿势（这样更容易移动步伐）。
3. 使身体从脚踝到头顶形成一条直线，让身体离开墙壁，向前倒下。
4. 一旦两个脚跟都脱离地面，就向前迈出一步来阻止跌倒。注意：这么做的目的是尽量不要使脚着地太久。抬起并使前脚着地，鞋跟脱离地面越快越好。
5. 脚着地的位置说明了理想的步幅。

方法 2

1. 站在水平面上，双脚并拢，一只手抓着墙、树、栏杆或长凳靠背保持平衡。
2. 将一条腿的膝盖抬高至臀部高度，脚在大腿下方摆动。
3. 将晃来晃去的那只脚的脚跟垂直放低至地面，而不是回到起始位置。
4. 此时移动的距离便是合适的步幅，为 8 ～ 13 厘米，可以尝试一下。

方法 3

1. 从迈出一大步开始，感受弹跳的感觉。
2. 然后迈出很小的一步，就像孩子们在泳池边跑步时，救生员对他们大喊让他们小心行走一样。
3. 然后回到迈大步的状态。
4. 感受到两者有何不同。
5. 现在，缩短步幅，直到弹跳消失，并坚持下去。

如果教练注意到学员在走路时跳来跳去，这说明他们的步幅变长了，也就是我们所说的高冲击力步态。教练要提醒他们缩短步幅。当带领步行小组时，教练需要经常提醒学员。

脚跟着地

步态的一个关键特征是落地时前脚脚趾向上，脚跟向下（图 4.10）。当引导步行者将注意力集中在脚跟的位置时，这有助于鼓励他们注意脚踝周围的活动范围。前脚跟着地时，脚踝如果有良好活动范围，可使整条腿保持良好的位置。着地腿的膝关节是伸展的，所以腿看起来是直的。如果前脚平行落地，膝关节会弯曲，走路会变成慢跑。脚跟朝下、脚趾向上的落地方式有助于平滑接下来的从脚跟过渡到脚趾的动作，使踝关节的活动范围最大化。对于膝盖受伤或虚弱的人，强调膝关节伸展可以增强股四头肌的力量，有助于稳定关节，保护关节免受伤

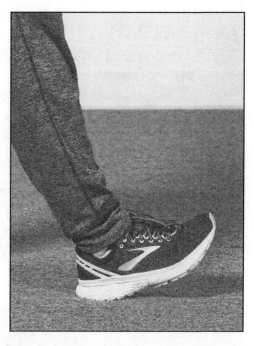

图 4.10　前腿向前迈步，脚跟着地，脚趾向上拉向胫骨

害。另外，直腿着地降低了膝盖受伤的风险，因为控制着地的力量分布在整条腿上，而不是膝盖韧带上，就像弯曲的膝关节在跑步或慢跑时承受更多的冲击一样。

步频增加的一个副作用是，步行者经常感到胫骨疲劳，他们将其描述为胫骨疼痛，甚至是外胫夹。步行者使用胫骨夹板是不常见的，但是因增加步频而产生的胫骨疲劳会使人虚弱且极度不舒服。鼓励他们，随着时间的推移，以及他们变得更强壮和熟悉新技术，这种肌肉疲劳或疼痛通常会减少。有关如何帮助学员的方法，请参阅本章后面的"减轻胫骨疼痛"部分。

阶段 3：回顾之前的做法以更好的状态前进

阶段 3 强调对身体后侧肌肉的掌控。人们应当意识到身体后侧肌肉有着较大的力量，就像在背部增加了一个喷气背包以将身体向前推动一样，从根本上推动人们前行。

减轻胫骨疼痛

训练技巧

当步行者试图走得更快时，他们常抱怨的是感觉胫骨非常疼痛。这种情况经常发生，因为小腿前部的小肌肉，包括胫骨前肌，在每一次脚跟着地时都比平时更努力地保持脚趾向上。感到小腿有灼烧感可能意味着他们正在以正确的姿势走路。这种情况通常是由肌肉疲劳造成的，疼痛会在运动减缓时消失（如果他们减速或停止步行时疼痛仍未消失，他们应该咨询医生）。好消息是随着小腿变得更强壮，疼痛会减轻。这里介绍一些缓解疼痛的策略。

倒着走。学员可以在一个安全的地方，转身并倒着走。倒着走是一种快速缓解胫骨疼痛的方法。当疼痛感消退时，面向前方并逐渐恢复到快节奏。

放慢速度，拉伸身体。如果放慢速度还不足以减轻疼痛，鼓励学员停下来做一些简单的拉伸运动。一次抬起一只脚，顺时针和逆时针旋转。然后，做跖屈和背屈拉伸。重复几次，直到学员准备好再次开始步行。

增加脚踝的活动范围。小腿肌肉过紧可能会导致问题。为了使脚踝更灵活，要确保这些部位在每次步行后都得到拉伸（见第 6 章，胫骨）。

强化小腿肌肉。当步行者走得更快时，小腿的肌肉会变得更强壮，他们可以通过一些专门强化小腿的练习来帮助肌肉变得更强（第 7 章）。

当鞋跟接触地面时，挤压臀部。这一技术会激活臀大肌，缩小步幅，使胫部肌肉不用太过用力。将注意力集中在臀大肌上，有助于缓解小腿的不适。

一般来说，身体后侧的肌肉力量要比对应的身体前侧肌肉力量大得多。然而，大多数人专注使用身体前部的肌肉，如向前伸手臂和腿。可能是因为我们的眼睛可以看到我们身体前部的肌肉在做什么以及运动的方向。我们的大脑会根据眼睛看到的信息做出决定并发送信息。将手臂和腿向前伸是很自然的。通过专注于上半身和下半身的向前运动，大脑向较小的身体前侧肌肉发送动作信息。步行者将受到小肌肉力量的限制，这最终将无法达到锻炼效果。让学员用他们的大脑向身体后侧的肌肉发送信息。这些较大肌群在步行过程中会自动发挥作用，通过观察较大肌群并主动向它们发送信息，让它们更加努力地工作，步速就会提高。

当一只手臂向前摆动时，另一只手臂向后移动。走路时一只腿向前摆动，另一只腿向蹬。与其将注意力集中在前部肌肉群的向前运动以及因此而引起的收缩上，不如考虑用身体后侧较大块的肌肉来驱动手臂向后摆动，而另一条腿向后蹬。当步行者专注用一只手向后大力推动时，另一只手将产生方向相反的力，使其向前摆动。通过这种方式，强有力的后摆会产生快速向前移动的效果。这对腿部的作用方式相同。当一条腿被强力拉回时，另一条腿"相等而相反"的反应就是迅速向前摆动。

将肘部向后推而不是向前打

因为我们的眼睛看着我们的手臂向前移动，所以当我们试图走出一个更有力的步伐时，很容易就会把它们往前摆。当击打在身体前面的沙袋时，上半身的前肌（尤其是胸肌和三角肌）的力量被吸收。这些肌肉比背部肌肉要小。步行者可以通过想象"肘击"从手臂上获得更多的力量。这改变了前肌和后肌发力，包括菱形肌和背阔肌。鼓励步行者将肘部向后摆，而不是向前打，然后让手臂以放松的方式向前摆动，不要强迫或推动它向前。

为了教授有力的手臂运动，让步行者站在原地，摆动他们弯曲的手臂，就像他们走路一样。解释一下，这个练习的目的是心理暗示。他们将保持这种"手臂行走"，同时改变大脑对动作的视觉化。首先，想象一个沙袋正对着身体。大脑告诉这只手去击打沙袋，同时在心里记下击打的力度。然后，继续摆动手臂，想象有人在后面站得离你太近，让你觉得不舒服。大脑告诉肘部向那个人回击，在心里记下这个动作的力度。大多数人会觉得有力地将肘部向后推比向前打更有力。

激活臀部运动

通过着地腿向后拉时臀部肌肉产生的力来增加下半身的力量。就像手臂向前伸展可以加快速度一样，步行者通常会向前伸腿以获得更大的步幅和更快的速度。步行者通常将双腿向前伸以得到更大的步幅和更快的速度。但是，让步行者做手臂拥抱后背等高难度动作比让他们利用臀部肌肉力量更为容易。许多人无法自觉地激活其臀部肌肉，并且在学习这种新的步行技术开始时就很难交替练习臀部收缩，因为这种动作发生得过于迅速。作为教练，我们的惯例是要求步行者做一些简单的事情，即在步行时同时挤压两边臀部肌肉。这样可以有效地为腿部向后移动提供动力，并缓缓放慢对侧腿的向前摆动。收缩的臀部肌肉缩短了前移的腿所做的向前摆动和步幅，这是我们在阶段 2 提到的重点之一。当步行者精通这一点时，教练可以引入这些训练，建议多训练这些肌肉力量（请参见第 5 章的"单腿推进式训练"）。随着时间的推移，不断挤压臀部肌肉可能会疲劳并适得其反，但是在一开始，臀部肌肉可以帮助步行者使用腿部强大、有力的肌肉为步行提供动力。

这里提供两种臀大肌收缩的方法。

1. 站立时，双脚置于臀部正下方，让步行者的右脚向前且脚跟着地。告诉他们把右手放在右臀大肌上，把腿拉回来，保持伸直。鼓励他们在腿向后拉的时候感受对臀大肌的挤压收缩，注意给出的指令是"把腿向后拉"而不是"挤压臀部"。通过训练让大脑明白要移动身体后面的腿，肌肉必须收缩。这样我们可以在走路的时候用大脑更有意识地激活这些肌肉。

2. 站立时，双脚置于臀部正下方，右手放在右臀大肌上，左手放在左臀大肌上。要求参与者只挤压右臀大肌，然后，只挤压左臀大肌。两者同时挤压，效果更好。对大多数人来说，挤压两者是很容易的。对大脑来说，交替挤压是一种有意识的过程。我们鼓励刚接触步行训练的人同时挤压臀部，这促进了腿向后移动的力量，缩短了腿向前移动的步幅（为缩短步幅起到辅助作用）。

阶段 4：髋关节旋转

阶段 4 主要是改进步态以提高速度并进一步降低受伤风险。虽然步行者可以借助阶段 3 讲解的后部肌肉提升速度，但是有些学员描述他们的步态很僵硬，像机器人或腿被固定了。虽然他们已经发现了身体里有推动自己前进的力量，但由此带来的速度提升让他们觉得跑步比继续走路更容易、更有效率。步行是一个能量消耗很高的运动，如果关节感到不舒服，可能会导致不适甚至受伤，必须多加注意。

解决的办法是让学员进行髋关节旋转——一种类似竞走的步态。虽然它看起来像在舞池里看到的左右臀部的抖动，但它实际上是矢状面的向前和向后的运动。当腿相对身体向后移动时，髋部旋转将骨盆向后拉，以帮助髋部伸展。当腿向前摆动时，臀部也跟着摆动。想象步行者的腿一直延伸到胸腔，腰大肌等肌肉将腿与脊柱相连，然后穿过髋关节，此时臀部就成为"腿"的一部分了。所以，当腿向前或向后时，相应的臀部也随之移动。

髋关节旋转也会使腹外斜肌活动。正如很难有意识地交替收缩臀大肌—

样，在交替训练两侧腹外斜肌时，使骨盆和臀部前后摆动也是很棘手的。指导这种步行运动变化的比较简单的方法是让步行者想象他们正在一块狭窄（大约是他们脚宽的 1.5 倍）的木板上行走，把前脚跟放在木板上。与脚直接落在臀部下方相比，这会自动迫使腹部更用力，从而促使髋关节旋转。学员正常走路的时候教练要从后面观察，让他们像在木板上行走一样把脚拉近，以此证明这种变化。如果他们感觉不出有什么不同，那就在其腰上系一件衬衫，这样可以更容易地显示摆动。提醒步行者保持前腿伸直，但不要从脚跟触地时就伸直前腿。这种腿部姿势也有助于将髋关节向后拉，以及防止受伤 (见本章后面的训练技巧)。

将髋关节旋转引入步行能够锻炼腹斜肌。很多人都有腰背受损以及疼痛的问题，锻炼核心力量是一个有效的解决方法。此外，通过髋关节旋转使用更多的腹斜肌力量将降低脚跟、膝盖和臀部感受到的冲击。如果没有任何髋关节旋转，人们试图通过加快步频来加快速度，最终会导致脚跟快速撞击地面的情况。在移动骨盆时，将负荷转移到腹部肌肉可以减少这种影响。

另一个巨大的好处是，身体和重心后移，步幅变长，脚趾向前推进时具有更大的力学优势。想象一下，走到一扇只用铰链固定了一边的旋转门前，要打开那扇门，就要尽量远离旋转铰链，推动最远处的把手来开门，因为这样最省力。现在，想象那个铰链连接门的铰链就像身体的重心，当就像门把手的脚趾离铰链点这个重心很远时，动用脚趾对向前推动身体产生的影响会更大。

以下是指导髋关节旋转的 4 个技巧。

1. 教练向全体学员进行演示，髋关节的旋转是在脚着地时自动发生的。让他们聚集在你身后，当你走的时候使用所有的技术，从阶段 1 到阶段 3，直到脚位于臀部下面。几分钟后，改变脚着地姿势，在狭窄的木板上继续行走。做两次：第一次让他们注意你的脚的位置，第二次让他们注意髋关节运动的变化。请大家练习这个方法，双手放在腰的两边，感受腹部用力产生的变化。

2. 双脚并拢站立，一只手放在臀部上。保持脚和上身不动，将右髋向后拉，让左髋向前。右腿后拉伸直，左腿向前弯曲。但要确保是臀部，而不是腿在驱动动作。大多数人的髋部只能前后移动 2.5 厘米左右。

3. 走路的时候，让脚跨过身体的中线（就像走秀模特那样）。将双手放在胸腔底部和髋骨顶部之间，感觉腹肌如何工作，髋关节如何旋转，然后与正常行走进行比较。过渡到正常行走，即双脚不跨过中线，但保持髋部运动。在热身和休息期间，这是一个很好的练习。

4. 提醒步行者逐渐将髋关节旋转引入他们的步行技术，并减小他们的步幅，以减少他们受伤的风险。当臀部向后拉时，它带动了阔筋膜张肌的顶部，这是大腿外侧的一块肌肉。因为部分阔筋膜张肌刚好附着在膝下，过度使用或过度跨步可能导致膝关节错位。

这种渐进的步行技术已帮助成千上万的步行者提高速度，最大限度地减少受伤风险，并为他们提供成就感来改善锻炼效果。简单轻松地执行阶段 1 的训练计划，教练和学员可以提升步行速度，让心脏跳动得更快，以增加步行的强度。随着阶段 2、阶段 3 和阶段 4 的加入，对心肺功能的挑战在任何可能的地方和任何时候都会增加。有些人训练时，几乎可以立即把这 4 个阶段都融合进去。

爬山技巧

这 4 个阶段的步法都有不同的侧重点，取决于是走上坡还是下坡。上坡和下坡都需要缩短步长，使步长比在平地上更短。

上坡时，身体会自动地向山上倾斜，人们常常会弯下腰来控制身体的倾斜。通过向山上看，挺起胸部，练习用更短的步长来减少身体的倾斜。这些较短的步长使脚跟着地，而不是脚弓或脚掌。着地腿应该像阶段 2 中描述的那样是伸直的，但并不总是如此，这取决于山的坡度。如果山很陡，膝关节轻微弯曲是可以接受的，但还是要向上拉脚趾，用脚跟着地。平足着地将在每一步中起到刹车的作用。

下坡时，双腿尽可能伸直，想象将脚放在狭窄木板上（阶段 4 提过）。保持腿伸直，直到脚从臀部下方经过。这需要臀部和腰部具有相当大的柔韧性，并使得臀部旋转。下坡技术教学是帮助步行者学习髋关节旋转的好机会。请记住，学员一开始可能没有足够的髋部的活动能力和灵活性来立即完成髋关节旋转，因此脚着地时略微弯曲膝关节是一种可以接受的选择。由于下坡时很难进行有氧运动，并且很可能受伤（就像跑步一样），所以建议使用缓慢的步伐，使注意力集中在动作上，尤其是阶段 4 的技巧。晃动的头部很好地表明了在上坡和下坡时应该给予更多技术指导。

脚趾蹬地怎么办？

训练技巧

如果以前已经阅读过有关步行技术的文章，大家可能会想知道为什么 4 个阶段都没有解决脚趾离地的问题。因为脚趾触地是步行步态的重要组成部分：脚跟落地，重心从脚跟移到前足，然后脚趾落地。此外，较大的脚趾触地动作可以提高速度，并且此动作是竞走比赛的关键组成部分。但是一般来说，我们的学员不是专业的竞走者。

李开始训练时，她教学员如何使脚趾蹬地，但当她指导的人越多，她就越意识到，学员并没有充分利用大肌肉群，而大肌肉群才能有效提高速度。此外，她了解到，学员经常抱怨关于足部的问题，如拇趾囊肿胀、跖间神经瘤和扁平足。脚趾蹬地时，跖骨弓的压力会增加。李开始担心，如果学员经常练习脚趾蹬地，长此以往，可能会对跖骨弓处的小肌肉群、肌腱和韧带等这些脆弱的部位造成太多压力，超重人群会更严重。于是，李在指导步行者时，不强调脚趾蹬地，而是通过锻炼大肌肉群，让人们达到 6 英里 / 时的步行速度。尽管李的方法没有理论研究的验证，但根据她的成功经验来看，这样的方法是有效的。

但这并不意味着教练应该忽视脚趾离地的问题。李已经将它用于那些已经成功完成了 4 个阶段的学员，他们正在寻找下一个能够提高训练表现的调整方案。当她觉得学员需要多样化训练时，她也会使用它。她发现，当试图让学员加大他们身后的步长时，这是很有帮助的。

要教授正确的脚趾离地的方法，首先要帮助学员准确地理解何时张开脚趾最适合。脚跟着地，然后脚掌着地，直到脚趾离开。当他们的脚向前移动，直到后脚的脚趾准备离地时，上半身越过前脚的正上方，同时前脚相对向后移动。爬山是感受这个过程的好机会。张开脚趾获得加速度的关键是让脚停留在地面的时间久一点。美国竞走队前教练、科罗拉多州科罗拉多斯普林斯市奥林匹克训练中心体育科学实验室研究员马克·芬顿提供了这样一条建议：考虑让脚趾尽可能长时间地停留在地面上，直到脚跟抬起，这样走在你身后的人就能尽可能多地看到鞋底。这将使在身体后面的步长比在身体前面的步长长。如果后脚离骨盆太近，脚趾将推动身体向上而不是向前。

另一种方法是尽可能长时间地保持一条腿伸直，这样可以在身体后面保持更长的步长，尽可能推迟蹬脚。如果小腿肌肉紧张，脚跟会过早脱离地面。拉伸这些肌肉可以让脚跟与地面保持更长时间的接触，增加身体后面的步长。

　　为了有效地指导学员，了解受众。教练最好在 1 ～ 2 个班级教授这 4 个阶段的训练。其他时候，一周教一个阶段比较合适。在步行健身课上定期恢复锻炼总是好的。在所有的速度训练期间，用一节课的时间，让他们重点练习手臂后拉。然后用另外一节课的时间，重点练习落地腿的脚趾上拉。

　　要知道，当每个人都能保持放松的时候，他们就会获得较大的成就感。提醒他们一次只关注一个小变化，相信最终会实现的。

　　良好的步行技术通常会让学员不费多大力气就能走得更快，这也是无伤步行的起点。下一步是让他们在训练时有意识地走快。第 5 章的内容是基于合理的生理学原理和有关间歇训练的新研究来制订有效的步行训练方案。

第 3 部分

步行训练

第 5 章

设计高效的训练方案

　　如果查看任何体育项目和服务的列表、社区中心，或者现场的健身设施，可能会看到一群让人眼花缭乱的健身课程，如基础有氧舞蹈、动感单车、创意跆拳道、普拉提、拳击、跑步机跑步、体能训练、有氧运动、击打等课程。但是步行一直没有被列入健身项目中，尽管它一直被认为是很受欢迎的运动。是时候发挥步行的创造力了，打破一成不变的步伐，设计既有趣又有挑战性的步行训练方案。在这一章中，我们将学习如何把"只是"从"只是散步"中剥离出来，并发现如何将能量、创意和娱乐带到步行的活动中。

　　步行训练可以和想象力一样，具有无限性。如果步行训练是基于体能训练的原则而设计的，那么它们会更加成功。米歇尔写第一本步行书——《摆脱体重》的原因之一，是她听到很多步行者的抱怨，他们说尽管经常步行，但并没有得到他们想要的结果。这是为什么呢？他们中的许多人忽视了超负荷的原则，身体需要挑战才能产生变化。许多步行项目和团体虽然有很多创意，如步行挑战，以及应用程序和活动监视器等技术来激励人们步行，但直到现在，还没有太多围绕训练原则来提高步行效果的训练项目。

　　在这一章中，我们将回顾这些训练的原则以及它们是如何起作用以应用于步行健身班。从这里我们将回顾具体的步行训练来鼓励良好的步行姿势，增加有氧运动。我们会为教练提供各种各样的训练方法，包括稳态调节、高强度间歇训练、多变强度间歇训练和大运动量间歇运动训练，这样教练就可以设计自己专属的训练计划。建立一个专业化的步行健身课程，使课程更实用，并使学员获得更好的训练效果。

步行俱乐部

案例研究

任何人都可以成立步行小组。多伦多力量步行俱乐部是由一群职业女性创立，她们从开始竞走运动，到希望在追求步行健身的过程中得到更多的社会支持。2018 年，她们庆祝了坚持了 10 年的步行和友谊。这个小组已发展了大约 40 位成员，并欢迎有竞争力和无竞争力的竞走者。参与者需要支付 50 美元以支付各项开支，包括活动所需的食物、培训，以及书籍等。

会员每周可参加 3 次团体训练。周二晚上的训练是绕着一个固定距离的圆圈走，这样小组就可以一起训练了。周四和周六早上的散步是基于距离而设计的：分别是短距离探险和长跑。每一个人都知道起点和终点，通常在餐馆或咖啡馆，他们可以在每个人跑完步后见面，因为他们的速度不同。由于没有教练组织活动，会员之间每周通过电子邮件联系，内容包括详细的训练内容、地点和步行目标。每周更新的博客可以让团队保持热情和动力。有时，他们会聘请一名经过认证的健身教练来指导他们或召开特别的研讨会。

他们会举行季度会议，一些关键成员负责博客、财务、交流，讨论关于比赛和徒步旅行的事项。在一月份的会议上，一些成员带来了他们不用的步行服装和装备分享给另外的成员，特别是对那些新的成员，而无人选择的东西可以捐给当地的福利机构。

每年，这群人都会把自己的行头和鞋子留在家里，聚集在一起参加一个正式的年终晚宴，还会展示过去一年中获得的奖牌。他们选择慈善机构，从年度会费中捐出未使用的资金，还会计划明年的社交活动和正式培训，以及可能参加的比赛或步行度假。在新的一年里，小组将组织比赛、制订训练计划和计划假期，以确保计划实现。这是一个已经运作了 10 年的模式，他们希望它能继续运行。

健身训练原则

总体训练计划和每次步行课程都应基于公认的健身训练原则进行设计，该原则适用于从初学者到精英运动员。下面将探讨如何在步行训练中应用这些原则。

个体差异原则

每个人都是独一无二的。即使两个人采用相同的步行训练计划，结果可能会因基因、经历、体型、日常习惯、性别、身体慢性疾病和受伤情况的不同而不同。这就是为什么教练要了解学员并为他们量身定制训练计划，以满足他们的个体需求。我们将在第 9 章深入探讨相关内容。

超负荷原则

说到取得成效，超负荷训练绝对是一个有效的方法。几乎每个人都有动力坚持一个计划，当他们训练后，身体状况得到改善，他们感觉更快乐，睡得更好，穿着尺寸更小的衣服，或减少了疼痛。人们进行训练是因为他们想更健康。但是只有遵守超负荷的步行训练原则，这些改善效果才有可能实现。这意味着身体要处于一种超出习惯范围的刺激、负荷或压力（从良好的意义上讲）。

适应性原则

仅让身体处于超负荷状态是不够的。人们改善运动能力的另一个指导原则是适应性原则。进行超负荷训练后，只要身体有适当的休息和恢复时间，就能产生积极的适应。

教练可以为学员设计适当的训练（或超负荷训练），同时设定适当的休息和恢复时间。设计健身步行计划和课程，让学员达到一定程度的努力，增加心率、呼吸频率和出汗，然后让他们从训练中恢复。当训练和休息平衡时，学员将获得成就感，并会提出更高层次追求。

随着时间的推移，身体逐渐习惯超负荷训练，改善效果也逐渐减弱。这通常叫作稳定时期，在这期间，身体需要更大的超负荷（超负荷原则）和适当的恢复来继续改进。

渐进性原则

渐进性原则涉及身体超负荷运转的系统过程。过度超负荷会导致受伤或肌肉损伤。但是超负荷不足，学员身体没有得到改善，他们就会沮丧。循序渐进地增加负荷，加上适当的休息和恢复是理想的改进方式，受伤的风险也会更小。

特殊性原则

针对每位学员的身体特征，为其制订训练计划。例如，如果某一学员想走马拉松，只做短时间的间隔走训练是不能走完全程的。为了提高走马拉松的耐力，长距离步行应当被包含在训练中。同样，如果学员想尽快走完 4 英里路程，速度训练是必不可少的。

FITT 原则

FITT 原则代表频率、强度、时间和类型（frequency、intensity、time and

type，FITT），可用于确保教练把所有的原则纳入课程和训练计划中。

频率。 频率指的是每周进行训练的次数，如每周 2 ～ 3 次。

强度。 强度指的是心率或努力程度，如努力程度（表 3.1）。

时间。 时间是指每次训练的时间，如 30 ～ 60 分钟。

类型。 类型是指训练的类型，如间歇步行或力量训练。

基于 FITT 原则，大多数健康和健身组织发表了关于步行训练的建议。教练可以利用这些建议，它们是为大众设计的。教练应带领学员进一步了解，根据学员的不同需求制订训练计划。大多数公认的卫生组织目前推荐中等强度训练，每周 5 次，每次 30 分钟，一周共计 150 分钟，至少要达到这个训练时间。

1. 美国运动医学会（The American College of Sports Medicine，ACSM）建议每周训练 3 ～ 5 次（频率），强度为个人最大心率的 60% ～ 85%（20 ～ 60 分钟），总计 150 分钟（时间）。对于力量训练，他们建议每周针对所有主要肌肉群（类型）进行 2 ～ 3 次的训练（频率）。1 ～ 3 组，每组最少做 8 ～ 10 次的重复运动，负荷为 1 次重复最大（强度）的 70% ～ 85%，这意味着如果仅重复 1 次就可以完成。

2. 美国心脏协会建议每周至少进行 30 分钟（时间）中等强度（强度）有氧运动（类型）训练，每周 5 次（频率），共 150 分钟。另外，如果做高强度的有氧运动，大概花 25 分钟（时间），每周至少 3 次（频率），共 75 分钟。此外，中至高强度（强度）加强训练（类型）每周至少做 2 次（频率），会给身体带来更多益处。

周期性

周期性原则可以帮助教练系统地为学员设计训练计划。周期性训练理论描述了人体对任意一种外部刺激的反应情况，包括刺激的产生、适应、疲劳等不同阶段。周期性训练经常运用于耐力项目的运动员，如果教练正在指导学员完成半程或全程马拉松等耐力比赛，周期性训练是一种很好的训练方法。在这里，我们将给出一个基本的概述，教练可以参考并为学员设计训练方案。

周期性训练一般包括训练、比赛和恢复 3 个阶段。在适度的训练强度下周期性进行，以防止过度训练，并最大限度地提高训练效果。不同的周期分别称为大周期、中周期和小周期。

训练时间

训练技巧

　　大多数健身课程都在 1 小时左右，在大多数繁忙的日程安排中都可以进行训练，适合大多数人。如果要在午餐时间训练，或者在孩子参加体育锻炼或艺术节目时训练，则可能需要较短的课程，但不要排斥较长时间的课程。多年来，李的课程基本上都是 90 分钟。较长的时间意味着可以去更远的地方训练，场地方面比较灵活。教练在决定课程长度时，要考虑学员的不同情况。

1. 小周期通常为 7 天。它是一个构造单元。
2. 中周期可以是 2～6 周，由若干个小周期组成。中周期通常是 4～6 周，因为这是人体适应负荷并改善机能水平的一般时间长度。
3. 大周期通常为 6～2 个月，以某次重要比赛达到某种效果为最终目标。

　　尽管我们已经给出了周期的长度，但是没有关于每个周期长度的标准。当给学员制订一个结构化的训练方案时，可以使用传统的小周期模式。如果他们没有和教练一起，或者如果他们正在为某个特定的步行活动进行训练，他们会遵循这个方案进行训练。

　　学员很少一次购买整年或者 6 个月的课程，我们要注意这种普遍现象。对于步行课程，可以将大周期视为一次 6～8 周的步行课程，以缩短学员步行 1 英里的时间为目标。中周期是整个星期的课程安排。例如，李发现许多人喜欢每周参加 3 节课，因此她每周提供两次 90 分钟的课程和一次 60 分钟的课程。每节课相隔一天，因此两次训练之间有恢复时间。我们可以将小周期训练设置为每节课的小目标，旨在为参加课程的人群提供释放压力的途径，同时不影响从疲劳中恢复。通常，这意味着要将不同训练内容有机结合起来，其中阶段 1 的 1/3 时间用于中等强度的间歇训练或在稳定状态下步行，1/3 或更少时间用于高强度运动，剩下的 1/3 时间回到中等强度运动。

起来！站起来！

　　研究表明，对于常坐 8 个小时带来的不良影响来说，步行不能完全解决其所带来的问题。无论工作还是生活，我们都不提倡久坐，并且建议坐 60 分钟后，要站起来几分钟，活动一下。

步行训练的一部分

每次训练都应该包括 3 个重要的部分：热身、调节和放松。研究表明，在训练开始前，热身 5 ～ 10 分钟可有效避免运动损伤。热身活动一般包括适当强度的运动，以促进血液流动，并使肌肉组织发热，使身体能够自然完成接下来的训练。理想情况下，要适当模仿主课训练内容并针对主课训练的相关肌群和特定动作进行对应的热身。身体所有平面都会有运动：向前和向后、旋转、向上和向下。第 6 章有步行热身的例子。

对于如何解决久坐带来的问题，研究支持持续训练、高强度间歇训练和其他间歇训练方案，以恢复和休息，增强体能。教练可能希望添加力量训练环节以创建循环类型训练，增加训练的多样性。如前所述，热身阶段可被视为一个小循环，它是连接主课训练内容的重要桥梁，通过适当的休息和调整，使训练课能从高强度训练到低强度训练再到下一次高强度训练过程无缝过渡，形成一堂科学且有效的训练课。在这个训练环节中，在不违背身体生理特性的前提下，教练可以充分发挥创造性，鼓励学员，让他们有信心不断突破自己，以获得更好的训练效果。这也是课堂上有趣和神奇的地方。在本章，我们将提供热身阶段的指导，学完本章，相信教练的专业性又可以得到提高。

放松恢复阶段主要包括拉伸运动。我们建议慢走 5 分钟，使心率逐渐减慢。如果参与者只是停下来拉伸一下，他们可能会在小腿和脚部产生不必要的组织积液，这是由于人体在经历了一定强度的运动后，心脏很难将血液充分运送到下肢的原因。参与者可能会头昏眼花，甚至晕倒。放松运动后，一旦心率下降，在肌肉、肌腱和韧带仍然具有一定温度的情况下，花 5 ～ 10 分钟进行拉伸。可以使用第 6 章中的拉伸方法来改善关键关节周围的活动范围，最终提高步行效率。

现在，让我们仔细思考，把可能的热身方式融入运动训练方案中，这可以说是每个运动训练方案的核心。

热身阶段

热身阶段的目的是通过合理强度的刺激使机体进入工作状态，可以通过许多种方法来完成热身。热身阶段的运动强度可以保持在稳态有氧水平，或者可以在整个热身阶段以间歇刺激的方式逐步提高运动强度。

　　在尊重体育活动原则的同时进行合理指导，是教练表现创造力和获得灵感的机会。观察学员，确保他们在间隔时间内恢复，同时要求他们及时反馈。如果听到有人抱怨受伤，尤其是伤口不太好治愈时，要重新审视教授的方法，建议考虑加入更多的恢复时间，或从卫生专业人员那里获得帮助。即使走路是低冲击力、低危险性的活动，但仍有可能造成疲劳或运动损伤，特别是当强度不断增加时。

　　教练也需要考虑学员的目标，以及其能否平衡刻苦训练和享受训练的过程。对于久坐不动的人来说，每天站起来几次或每周步行 1 小时左右是比较简单的，先不要过分强调步速的提高，这样学员就会有足够的时间进行改善，他们还能与同行的人交谈，也更愿意多走几次。首先要做的就是让他们参与步行训练，如果一段时间后，出现了健康问题或速度无变化，他们可能会失去成就感。这时教练可以鼓励他们，也可以改变运动强度或改变运动方式。有些人希望能够立马见效，那么教练就需要深入了解学员的健身目标，这样就可以给他们增加适当的负荷从而带来良好的效果，而且不会削弱他们的积极性或让他们筋疲力尽。

稳定有氧训练

　　这包括为整个调节阶段保持一个一致的强度水平（由心率或努力程度决定）。在热身结束和放松阶段开始之前，强度几乎没有变化。步行课可以被设计成一种稳定调节训练，经验告诉我们，大多数学员更喜欢有乐趣的课堂，因此，除了设置训练之外，步行课程还要有娱乐性。如果每周只提供 3 千米步行路线，参与者不太可能长期参与。他们会感到无聊，产生厌倦，导致无法达到训练效果。尽管如此，在保持和提高健康方面，稳定阶段的训练都有帮助。许多人发现独自完成稳定阶段步行比高强度间歇训练更容易。基于这个原因，我们建议将稳定阶段步行作为学员在课间保持健康水平的一种方式。

　　如果想让学员保持积极性并回到课堂上，间歇训练是一个不错的训练方案，还要在课程中添加乐趣和可选择性。此外，间歇训练可以很容易地根据不同情况进行修改，以适应个人的需要。间歇训练能为健身课程带来巨大的转变，相关研究可以供我们参考。

间歇训练

在过去的 10 年里，新兴的研究结果促进了体育科学的快速发展，确定了高强度间歇训练的有效性，即在一定恢复间隔内交替进行短时间的剧烈运动。这种类型的训练从 20 世纪初开始就被跑步者使用[1]，并被认为是许多世界纪录的产生原因，尤其是当英国跑步者罗杰·班尼斯特 1954 年成为第一个在不到 4 分钟的时间内跑完一英里的人[2]。大约 50 年后，一些研究人员，包括日本的田畑泉、加拿大的马丁·吉巴拉、美国的乔治·祖尼加和苏格兰的尼尔斯·沃拉德，通过研究表明，高强度间歇训练还可为寻求维持或改善健身水平的业余爱好者带来好处。通过实验发现，高强度间歇训练可以改善心肺功能，与稳定阶段有氧训练类似，但所需时间更少。如果人们经常以没有时间为由来逃避锻炼，那么间歇训练就是一个很好的解决方案，除此之外它还有很多优点。

高强度间歇训练已被证明是制造新线粒体的有效方法之一，而线粒体是每个体细胞的动力来源。以前人们认为只有通过稳定阶段有氧运动或耐力训练才能产生新的线粒体。线粒体可消耗体内的供能物质（主要是糖类）并释放出能量。糖类对身体的作用来说，类似煤对家庭或汽油对汽车的作用。

作为教练，对间歇训练的研究意味着什么？

高强度间歇训练，多变强度间歇训练还是大运动量间歇运动训练？这一切看起来有点令人困惑，而且不止教练有这种想法。在健身专业人士中，对于这些差异以及使用哪个首字母缩写有一定程度的困惑。对学员来说，间歇训练似乎与他们在一些刊物上读到的高强度间歇训练差不多，但现实情况是，他们在课堂上进行的间歇训练与研究报告上的高强度间歇训练并不完全一致。它们在强度和持续时间上有所不同，而且恢复间隔也不同。虽然研究人员一直在研究强度、时间和恢复间隔之间的最佳比例，但经验丰富的健身教练可以确定，间歇训练能够帮助学员改善健康状况和体能。重要的是，间歇训练让教练有信心创建课程，为训练提供无限的机会。有研究甚至支持对糖尿病患者[3]、代谢综合征患者[4]和肥胖患者[5]等特殊人群进行间歇训练。

食物类似煤或汽油。我们吃的食物中的糖类会转化为糖原储存在肌肉和肝脏中。当肌肉收缩时，线粒体将糖原转化为三磷酸腺苷，就像火力发电厂的发电机把煤转化成电能。如果间歇训练可以增加体内线粒体的数量，那么这些新的线粒体即使在休息的时候也在消耗储存的糖原。最终提升了人体的基础代谢率，这意味着身体在休息时会消耗更多的能量。

通过高强度间歇训练，身体会形成更多的毛细血管。这些都是体内最小的血管，是进行氧气交换的地方。肌肉纤维中的毛细血管越多，就能更有效地输送氧气来消耗身体中的糖原，允许更大的肌肉收缩。想一下汽车：发动引擎和前进需要燃料。燃料需要氧气才能燃烧，加大氧气量可使燃烧更充分。把肌肉想象成引擎，身体要向前运动，这些肌肉需要能量。在人体中，这种燃料就是糖原。

以上这些好处使得健身项目的普及率惊人地上升，包括高强度间歇训练。人们对高强度间歇训练的兴趣也带来了对其更多的研究，包括多变强度间歇训练和大运动量间歇运动训练。我们将逐一研究，并将步行课程融入其中。

就 FITT 原则的"频率"和"时间"而言，这类训练方案存在一些争议，需要进行更多的研究。研究人员在研究强度间歇训练时，建议每周进行 3～4 次间歇训练，每次运动只需 4 分钟，就能达到身体的改善，并符合当前的运动建议。

教练可以使用不同的强度间歇训练来提高学员的体能，同时增加训练的多样性和乐趣。这有助于帮助学员理解这些不同类型的强度间歇训练的意义以及使用它们的原因。

高强度间歇训练（high-intensity interval training，HIIT）

这种训练通常包括时间短暂但运动强度很高的与恢复期交替的运动。高强度阶段（work phase，WP）和恢复阶段（recovery phase，RP）都是定时的。高强度间歇训练有一些训练方案，在这些方案中，都要求投入大量的精力保持高强度阶段和恢复阶段各自的持续时间不变且两个阶段交替出现。事实上，这些方案都要求在单位时间内进行高强度的训练，根据心率、努力程度或摄氧量等数据来进行判断。研究表明，高强度间歇训练能使心肺和骨骼肌功能积极地适应，这与传统耐力训练的结果相同[6]。

正在进行的间歇训练的研究表明，与持续训练相比，间歇训练具有更好的效果。如果时间是帮助人们获得健康或达到预期表现的一个因素，那么间歇训练就是一种方法。间歇性训练可以包括短跑间歇训练（全力以赴或尽最大努力）和高强度间歇训练（次最大努力）。流行的训练方案包括：Tabata训练——一种间歇训练形式，在这种形式下，学员被引导进行 20 秒的高强度无氧运动，然后进行 10 秒的恢复阶段，重复 8 组；Wingate 测试，学员全力以赴做 30 秒，然后恢复 4 分钟。这些训练方案都由高强度训练和恢复阶段组成，在相同的时间以相同的强度重复执行，并间歇恢复。

对于步行教练来说，鼓励学员进行这样高强度的训练是很有挑战性的。我们在下面的练习中给出了一些技巧。同时，像 Tabata 这样的高强度训练方案可能会让初学者感到沮丧。如果教练提供了这种方案，那么要保持训练尽量简短，并积极激励学员。

多变强度间歇训练（variable-intensity interval training，VIIT）

多变强度间歇训练与高强度间歇训练类似，不过正如"多变"这个词所说明的，间歇的强度随着训练时间和恢复间隔的变化而变化。这些间歇可以用于步行课，因为强度可以根据学员的健康状况、天气条件和场地而变化。此外，教练可以通过多种方式发掘自己的创造力。一些研究支持通过"非全力以赴"的强度间歇训练来提高身体素质，这种训练可以被归类为多变强度间歇训练。本章后面有一系列多变强度间歇训练示例。

大运动量间歇运动训练（high-volume interival training，HVIT）

大运动量间歇运动训练的特点是长时间的训练间隔，最多可达 3～4 分钟，训练努力程度为 75% 或更少，恢复阶段通常比高强度的训练阶段的时间短。训练和恢复阶段的持续时间是一致的。一些人认为，较短的恢复时间会使人们处于受伤的危险中，尤其是那些身体状况不太好的人。我们在步行训练中使用了大运动量间歇运动训练策略，但是有一点小小的变化——恢复阶段时间等于或大于高强度的训练阶段的时间。

高强度间歇训练与稳定有氧训练结合

研究人员正在研究高强度间歇训练与稳定有氧训练的结合，这可以用在步行运动课上。例如，一堂课可能有 30 分钟的有氧训练，前 15 分钟做高强度间歇训练，最后 15 分钟做稳定有氧训练。或者对于 60 分钟的步行训练，其中 40 分钟的体能训练，教练可以在前 20 分钟进行间歇训练，然后做 20 分钟的稳定有氧训练回到起点。此外，教练可以从 20 分钟的稳定有氧训练开始。在寒冷的天气，要确保学员高强度快速步行前进行 20 分钟热身，或者在 20 分钟的高强度间歇之前和之后，进行 10 分钟的稳定有氧训练。

创新步行训练方案

教练有能力做出巨大的改变。对于班级里想要挑战自我的学员，如果在课内和课间提供适当的休息和恢复，他们的身体就会变得更强壮、更健康，步行速度会变得更快。除了每周固定的训练，还确保他们课下的训练量达到了 10 分钟以上，那些训练积极的学员的步速会更快、身体会更健康。除了出于对生理学原理的考虑外，训练的变化还考虑了学员的兴趣和参与度。就像健身房的客人每周参加他们最喜欢的室内有氧运动课程一样，学员将回到室外进行步行训练。

人们常常发现自己很难出去散步。如果他们这样做，他们倾向以稳定的步伐走路，因为这很容易。他们走出屋子，先是慢走进行热身，然后，加快步伐，此时会有一点喘息并开始出汗。如果是和朋友一起步行，他们可能会加快速度以配合朋友的步伐，也可能会放慢脚步与朋友边走边聊。这是比较理想的状态，是让他们的心率至少进入目标心率较低的区域的适度心肺运动。这是有科学依据的，有助于改善身体健康，如前面的体育运动指南所述。

间歇训练是一种人们不太可能独自进行的训练，这种运动强度似乎令人生畏，或者个人经常不确定他们是否做得对。从教练的角度来看，间歇训练可以增加课程的乐趣。教练可以按照严格的要求来实践实验认可的高强度间歇训练方案。

对于想要缩短比赛时间的运动员来说，这可能是一个好主意。有些人热衷于健身的目的是追求体能更好、身体更健康、体形更健美，教练很可能会把不怎么运动的人群吸引到这群爱好健身的人群中。比前一场比赛快 20 秒完成一场比赛可能会成为运动员的一个目标，但是在日常生活中，学员只是想要一个有趣的课程，以让他们感觉成功和充满活力。

循环练习

一堂成功的步行课程在于要使大多数人从中受益，即使学员的情况有很大的不同。学会统筹调度是关键环节，这需要良好的组织和业务能力。我们使用循环训练取得了巨大的成功。通过循环训练，我们几乎每一节课都能照顾以不同速度行走的学员，以及处于不同训练阶段的人。循环训练是让全班一起运动的好方法，同时也能让所有的学员得到他们需要的训练。循环训练的一种简单方法是让他们在不同速度间隔中训练，然后恢复，再进行训练，依照顺序循环练习。为了获得有效的训练反馈，请清楚地传达口令和信息，以便引起小组成员注意，让每个人都能听到教练的指示。

当班级开始分散时，教练会感到学员过于分散无法管理（这可能随时发生），调用"循环"让速度较快走在前面的人往回走，走向队伍的后面，与走得慢的人并列继续前行，而不用集体绕圈。

教练应该在队伍的末尾教他们如何做到这一点，以便可以监控每个人的安全状况（在上课的前几分钟，可能需要在前面并演示循环练习的运动方式）如果有人走得很快，鼓励他们与你同行，这样你就有机会和他们聊天。我们发现，许多走得快的人喜欢在半道返回，因为这样能避免与走得慢的人多次碰面，而且这样也会使他们能够与大家保持一个相对较近的距离，从而能听到教练的指令。

考虑使用哨子，而不是用声音来呼叫"循环"。吹三声短促的口哨作为非语言的循环提示。连续三次简短的哨声意味着每个人都应该回到教练那里（我们使用一次短时间哨声来表示开始一个速度间隔，两次短时间哨声来表示恢复）。

循环练习还有一些作用。它给了教练一个可以和学员说话的机会，班上每个人都有机会去认识其他人，这样每个人都有机会一起练习，同时确保了每个学员都处于他们的预期速度。它允许教练给进度不一样的学员提供各种各样的课程。

快动起来吧

训练技巧

在入门课上使用适度激励的方法一般效果很好，它大量节省了定义"努力程度"的时间。踱步是一个常见的现象，大多数人在开始参加步行课时不太可能让自己走得太快以至于伤害自己。

在课堂上进行周期化训练可能会有帮助。大周期和中周期可以用于制订年度计划，特别是如果学员喜欢为比赛而训练。6 ~ 8 周的计划可以被认为是一年大周期内的中周期，一周内完成的训练可以认为是小周期。

或者，教练可以把一个 6 ~ 8 周的课程看作一个大周期。在第一节课中，可以根据学员的时间和步行距离来选择基准步行。每周的步行训练计划将有助于实现在上节课之前制订步行距离所需时间的目标。每个班级都有一个小周期训练，帮助学员设定这些周期训练的目标是有趣和有益的。

在课堂上，引入高强度间歇的快走，并使之与恢复阶段交替进行。请注意"恢复"一词，而不是"休息"，教练也要提醒学员这一点。相关的科学研究都包括主动恢复阶段。步行课中的主动恢复是慢走或散步，允许运动强度低于训练阶段，也允许学员通过恢复进入下一个训练阶段。

步行训练

回顾我们的健身指导原则，在不同阶段的训练中，教练都可以为学员带来变化、挑战和乐趣。

如果教练提供全年的步行课程，首要任务是在每节课上提供各种各样的练习，让学员保持兴趣和热情。如果课间休息，可以考虑像前面提到的那样，将训练周期化，这样就可以建立一个年度或半年的训练基准。教练可能需要调整体能训练以适应季节性变化。在多伦多，李一年四季都在授课，她在夏天将训练地点转移到环境凉爽的小径和峡谷。地形的变化会影响速度，因为在小径步行往往比在柏油路或混凝土人行道上步行要慢。高温也可能影响训练的强度，要避免中暑和脱水。在冬季，许多道路和人行道变得难以通行，需要创造性地使用已清除冰雪的小块区域。

如果没有心率监测仪或最大摄氧量测量设备，我们如何鼓励学员将训练效果达到某个预期值，使他们获得与在实验研究中相似的效果？当教练要求学员完成带有一定强度的运动时，学员往往会有点退缩。大脑在控制肌肉力量方面起着强大的作用。在任何课程开始之前，教练提供一份可预习的计划。热身环节是一个很好的策略，可使学员感到舒适。不过，当他们知道接下来会发生什么时，他们的大脑会自行判断然后分配给肌肉能量。教练可以帮助学员突破这些障碍。

在接下来的训练中，教练可以使用各种间歇训练，包括高强度间歇训练、多变强度间歇训练和大运动量间歇运动训练。学员的能力和水平将决定教练使用什么训练方法。一个为期 6 周的初级计划可能需要对中周期和小周期采取不同的方法，这不是针对有经验的步行者而设计的。入门课程可能需要更短、更小强度的训练期和更长的恢复期。如果一个班级有几名学员接受了长时间的步行训练，则可以从较大强度的训练和相等时间的恢复期中获益。任何未接受步行训练的学员也可以从这两种方式中获益。

我们发现将训练分为两种类型——自我恢复和自我竞争，有助于设计训练方案。即使在热身之后，许多学员，特别是那些刚开始训练的人，也会达到运动强度的短暂顶峰。组织训练，将学员从中等强度的运动过渡到高强度的运动，有助于获得成就感，同时将受伤的风险降到最低。恢复训练是指教练简单地告诉他们或吹用口哨来下达指令，学员从走得和教练一样快到他们听到教练说"恢复"或者两声口哨声。在这些恢复训练中，学员将受到大约 7 或 8 级（共 10 级）的强度刺激，如前所述，不过我们建议他们争取达到 7 ~ 9 级的强度刺激。在训练的开始和结束阶段，这些都是很好的训练，因为比自我竞争训练稍微容易一些。

在自我竞争训练中，无论是距离还是时间都是相同的，参赛者都在与自己竞争。对于规定距离的训练，目标是减少每次重复该距离所需的时间。对于规定时间的自我竞争训练，目标是每次重复都能走得更远。在这些训练中，学员的强度刺激达到 8 级。我们在这些自我竞争训练中所看到的运动强度趋向于最大，并构成了整体训练的高强度区间。

让他们自行训练或与他人配合训练。请注意，调整训练时间与恢复时间，就能把高强度间歇训练变为多变强度间歇训练或高量间歇训练。此外，无论采用高强度间歇训练、多变强度间歇训练还是高量间歇训练，都取决于学员所需的训练强度，这是一个需要遵循的指导原则。归根结底，无论是高强度间歇训练、多变强度间歇训练还是大运动量间歇运动训练，都要确保学员在自己可以的努力程度范围内挑战自己。了解学员，并注意学员对训练强度刺激后的反应，以及对天气、气温等不同情况的反应，这些情况可以使教练更加了解学员，让教练在制订方案时不断进步和更有针对性。

恢复训练

在这些定时间歇训练中，教练需要指导学员什么时候快走，什么时候恢复，要确保学员能够明白运动的具体强度。在教练说"恢复"之后，提醒他们继续前进，并提醒他们控制运动强度，或者让他们找到一个舒适的恢复速度。我们建议在任何训练计划或课程开始之前，要明确基本的时间间隔。在训练前，要确保每个学员都了解训练过程和训练目标。特别是在开始新阶段训练时，这是一个从热身过渡到高强度训练的好方法。我们可以适当选择一些恢复时间比训练时间长的训练。在课程开始几周后，或者当学员能够接受一节课程中最大强度的训练时，就可以开始更高难度的训练了。我们也组织了这些训练，复杂程度由易到难。

注意：我们不将这些示例归类为高强度间歇训练，因为大多数人在参加这些训练时没有达到 8 ～ 9 级的努力程度。虽然 30-20-10 间歇训练是为有经验的学员准备的，但需要他们达到 10 级的努力程度。

基本定时间歇训练（多变强度间歇训练）

训练阶段 < 恢复阶段

适合训练的开始或结束阶段。

总时间

6 ～ 10 分钟。

方法

6 ～ 10 次重复：20 秒（RPE 7 ～ 9）→ 40 秒（RPE 4 ～ 6）。

4 ～ 6 次重复：30 秒（RPE 7 ～ 9）→ 60 秒（RPE 4 ～ 6）。

5 ～ 8 次重复：30 秒（RPE 7 ～ 9）→ 45 秒（RPE 4 ～ 6）。

训练阶段 = 恢复阶段

适合训练的开始或结束阶段。

总时间

6 ～ 10 分钟。

方法

9 ～ 15 次重复：20 秒（RPE 7 ～ 9）→ 20 秒（RPE 4 ～ 6）。

6 ～ 10 次重复：30 秒（RPE 7 ～ 9）→ 30 秒（RPE 4 ～ 6）。

4 ～ 7 次重复：45 秒（RPE 7 ～ 9）→ 45 秒（RPE 4 ～ 6）。

训练阶段 > 恢复阶段

适合训练强度最大的阶段。

总时间

6 ～ 10 分钟。

方法

5 ～ 8 次重复：45 秒（RPE 7 ～ 9）→30 秒（RPE 4 ～ 6）。

7 ～ 12 次重复：30 秒（RPE 7 ～ 9）→20 秒（RPE 4 ～ 6）。

12 ～ 20 次重复：20 秒（RPE 7 ～ 9）→10 秒（RPE 4 ～ 6）— 扩展的 Tabata 训练。

建议用途

整个训练部分可以只使用这些练习。一组训练阶段 < 恢复阶段，一组训练阶段 = 恢复阶段，一组训练阶段 > 恢复阶段。恢复阶段和训练阶段的时间可以增加。我们已经使用了长达 2 ～ 4 分钟的训练阶段间隔，通常是相同的或更长的恢复间隔，但这取决于学员。

金字塔形训练（大运动量间歇运动训练）

总时间

17 分钟。

方法

3 次重复：30 秒（RPE 7 ～ 9）→30 秒（RPE 4 ～ 6）。

3 次重复：35 秒（RPE 7 ～ 9）→35 秒（RPE 4 ～ 6）。

3 次重复：40 秒（RPE 7 ～ 9）→40 秒（RPE 4 ～ 6）。

3 次重复：35 秒（RPE 7 ～ 9）→35 秒（RPE 4 ～ 6）。

3 次重复：30 秒（RPE 7 ～ 9）→30 秒（RPE 4 ～ 6）。

建议用途

可以在整个调节阶段使用，可能在此之前已经进行了 6 ～ 10 分钟训练阶段 < 恢复阶段的间隔训练。

缩短恢复时间（多变强度间歇训练）

总时间

8 分钟。

方法

1 次重复：30 秒（RPE 7 ～ 9）→ 30 秒（RPE 4 ～ 6）。

1 次重复：30 秒（RPE 7 ～ 9）→ 25 秒（RPE 4 ～ 6）。

1 次重复：30 秒（RPE 7 ～ 9）→ 20 秒（RPE 4 ～ 6）。

1 次重复：30 秒（RPE 7 ～ 9）→ 15 秒（RPE 4 ～ 6）。

1 次重复：30 秒（RPE 7 ～ 9）→ 10 秒（RPE 4 ～ 6）。

1 次重复：30 秒（RPE 7 ～ 9）→ 5 秒（RPE 4 ～ 6）。

1 次重复：60 秒（RPE 7 ～ 9）→ 2 分钟，15 秒（RPE 4 ～ 6）。

建议用途

这是一个很好的练习，可以在跑道上或其他地方进行。小组可以围成一个圆进行运动，理想情况下，围绕圆周中心的教练走。这种设计在这样一个恢复时间非常短的训练中取得的效果非常好，因为没有时间让学员闲逛。因为这项训练 8 分钟就能完成，所以如果想在居民区的街道或小径上进行这项训练，一组步行速度不同的人可以分散开来。当站在同一个圆圈上时，教练可以看到每个人。顺时针方向进行一次，逆时针方向进行一次，共 16 分钟。这可以构成调节阶段的峰值分量。

增加恢复时间（多变强度间歇训练）

总时间

8 分钟。

方法

1 次重复：30 秒（RPE 7 ～ 9）→ 35 秒（RPE 4 ～ 6）。

1 次重复：30 秒（RPE 7 ～ 9）→ 40 秒（RPE 4 ～ 6）。

1 次重复：30 秒（RPE 7 ～ 9）→ 45 秒（RPE 4 ～ 6）。

1 次重复：30 秒（RPE 7 ～ 9）→ 50 秒（RPE 4 ～ 6）。

1 次重复：30 秒（RPE 7 ～ 9）→ 55 秒（RPE 4 ～ 6）。

1 次重复：30 秒（RPE 7 ～ 9）→ 75 秒（RPE 4 ～ 6）。

建议用途

就像减少恢复时间一样，小组可以以圆周的方式进行运动（可能在公园的绿地周围）。由于恢复阶段时间较长，也可以在小径或住宅区以线性方式训练，因为潜在学员有足够的时间返回小组或进行下一个循环阶段（请参阅本章中的"循环练习"部分）。

30-20-10 间歇训练（多变强度间歇训练）

总时间

21 分钟。

方法

5 次重复：30 秒（RPE 5～6）→20 秒（RPE 6～8）→10 秒（RPE9～10）。

1 次重复：2 分钟（RPE <6）。

5 次重复：30 秒（RPE 5～6）→20 秒（RPE 6～8）→10 秒（RPE9～10）。

1 次重复：2 分钟（RPE <6）。

5 次重复：30 秒（RPE 5～6）→20 秒（RPE 6～8）→10 秒（RPE9～10）。

1 次重复：2 分钟（RPE <6）。

建议用途

30-20-10 间歇方案是从 2012 年对中等身材跑步者的一项研究中得出的，该研究显示，该方案与稳定阶段跑步相比具有更大的益处[7]。我们发现，这是一种让人们更接近自己最大潜能的方法。因此，它应该留给那些走路有节奏和有经验的学员。

爬山间歇训练方案（多变强度间歇训练和大运动量间歇运动训练）

对学员来说，上坡是一项剧烈的运动，而下坡就相当于恢复阶段。下坡恢复阶段是练习良好步行姿势的良好阶段（详见第 4 章）。这里有 4 个关于在山上进行有趣的间歇训练的方法。

训练阶段＜恢复阶段

总时间

大约 15 分钟。

方法

从山下的位置开始。

12 次重复：上坡 30 秒（RPE ≥ 7）。

下坡回到起点的时间不限，但要专注于步行姿势（下坡通常比上坡多耗时 30 秒）。

训练阶段 = 恢复阶段

总时间

6～14 分钟。

方法

　　这在坡度很大的山上很有效，因为学员在训练阶段上山，然后恢复阶段下山，或者在山上从一边走到另一边。重要的是要提前通知他们即将进入训练阶段，这样他们就有时间再上山。

　　从山下的一个位置开始。

　　4～7次重复：20秒（RPE 7～9）→ 20秒（RPE 4～6）。

　　3～5次重复：30秒（RPE 7～9）→ 30秒（RPE 4～6）。

　　2～3次重复：45秒（RPE 7～9）→ 45秒（RPE 4～6）。

喷泉式训练：训练阶段＞恢复阶段（多变强度间歇训练）

总时间

　　取决于山的大小，推荐5～20分钟。

方法

　　从山脚开始，在努力程度达到7～8级时，让整个队伍上山。教练在队伍的最后面慢慢上山，每隔一段时间就喊一声或吹一声口哨，这时领头的学员就回到教练身边。不停地喊话或吹口哨，让学员循环回到教练身边。当每个人到达教练处时，他们会继续上山。在任何一个时点中，一部分人在向上爬，一部分人在向下走，但总的来说，队伍越来越接近山顶。最后，整个队伍都到了山顶。

建议用途

　　通过这个练习可以很好地判断谁是适合领导团队的人，也可以给那些通常速度较慢、在团队后面的人一个站在前面的机会。这项训练可以在平地上进行，也可以在下山时进行。

　　教练可以在此时将整个队伍引导下山，也可以重复这种喷泉式训练，以便仍有上山间歇训练。

永动机式训练（多变强度间歇训练）

总时间

　　取决于山的大小，推荐5～20分钟。

方法

　　在有路灯或其他常规指示灯（如护栏柱）的山丘上进行此项训练。让学员走到第 3 根柱子，然后回到第 2 根柱子，然后走到第 4 根柱，再回到第 3 根柱子……直到他们到达山顶。

　　如果教练在一个丘陵地区做标准的定时间歇训练一是个不错的选择。利用下坡恢复时间使学员练习良好的步行姿势。

法特莱克训练（多变强度间歇训练和大运动量间歇运动训练）

总时间

　　教练决定。

方法

　　不记时训练可以在课堂环境中使用，用于对身体的突击训练。重复训练可以是法特莱克训练的一种形式。快速步行到特定的目的地是可行的。例如，每隔一个街区快走一次。如果教练忘记戴手表或手表没电了（我们以前发生过类似的事件），那么可以选择这个训练。

蝴蝶式训练（多变强度间歇训练、大运动量间歇运动训练和稳定阶段训练）

总时间

　　教练决定。

方法

　　这种训练只适合在能步行的小山的山脚处或山顶有平地的场地上使用。把团队分成两组，分别从山脚或山顶开始。其中一组向上看（如果从山的底部开始）或向下看（如果从山顶开始），另一组在相反的地方（山顶或山底）。两个组同时出发，一组沿着道路上山，另一组往山下走。15 秒后，教练吹一声口哨或喊一声。每个人都转过身，朝相反的方向走去，经过起点。其效果是从山脚开始的人现在在上山，那些从山顶开始的人现在正往山底走。当教练想让每个人都转身时吹口哨，可以不计时，只是让学员从教练所站的起点向外移动。我们称之为蝴蝶，是因为这两组在地上来回"画翅膀"。

建议用途

　　当人们需要在高强度和低强度运动之间过渡时，这是一个很好的训练，因为斜坡部分增加了强度，而平地部分减少了强度。当学员走过的时候互相击掌，给训练带来了一种轻松感和同学情谊，这很有趣。

分享能量式训练（高强度间歇训练、多变强度间歇训练和大运动量间歇运动训练）

方法

　　以协同组合方式命名交替的班级成员。例如，风和帆、花朵和阳光、树木和树叶、月亮和星星。将学员分为两个小组，从中可以分出合作伙伴。例如，将一个"帆"学员和一个"风"学员组合。确定一个固定的时间进行训练，比如 30 秒爬山训练。当教练示意出发时，两人一起以最快的速度前进。不久，一个人就会开始领先。领先的人必须放慢速度，与同伴保持一致，可以对同伴们说一些鼓励的话来释放自己的"能量"。当教练示意休息时，两人一起休息。然后同组的两人重复进行该练习。新一轮训练让速度慢的人先走，速度快的人以相同的速度追赶。经过两次训练之后，他们就能遇到另一组的伙伴。例如，"帆"组学员总是在寻找"风"组的伙伴。

　　这是一个训练效果很好练习方法，学员能在训练中被激发斗志，他们会在团队中收敛自己的"个性"，从而与他人建立友谊。帮助走得慢的人找到自己的优势，鼓励所有学员从内心找到自信，这的确需要教练有足够的训练技巧。允许速度慢的人"笨鸟先飞"。

自我完成式训练

方法

　　以下是我们最喜欢的训练，让步行者尽最大的努力完成训练。把学员们组织起来，让学员与自己竞争。如果学员有手表，他们可以在自己训练的时候这样做，这样教练就可以把它们作为家庭作业。在课堂环境中，自我完成式训练给课堂带来了乐趣和挑战。如果学员喜欢这种方式，可以让他们相互为对方设置目标。

　　把这些训练放在最大强度阶段使用，可以将它们插入一个或多个"恢复训练"之间，以创建一个充满活力但强度也不算高的良好组合训练。

敲钟式训练（高强度间歇训练、多变强度间歇训练和大运动量间歇运动训练）

总时间

　　教练决定。

方法

　　设定步行的距离，让全班学员找到一个起点。在一个封闭的区域，让学员排成一排，前面走得快，后面走得慢。教练站在终点，启动计时器，同时示意学员离开。教练大声读出时间，并要求学员记住他们离开的时间。教练决定重复的次数，鼓励他们敲钟，记住自己的时间。在最慢的学员越过终点线之前，有必要让走得更快的学员继续向前走。然后，每个学员回到他们的起点重复。鼓励他们尽自己最大的努力。如果他们尽自己最大的努力去做了，但用时却增加了，要提醒学员，他们可能已经处于疲劳的状态了。他们的身体会适应这种努力和疲劳，变得更强壮、更快、更健康。

一个好的班级可以在不同的距离进行数次打卡式的训练。例如，为大多数学设定约为30秒、45秒和60秒时长的距离，然后重复这些距离3～5次。

有时，教练可能没有足够空间来进行训练，此时可以重复使用路径来进行这个练习。例如，如果教练在公园里的一个小住宅区或绿地里走来走去，让学员绕着这个区域转几圈、敲钟，然后让他们改变方向。

标记式训练（高强度间歇训练、多变强度间歇训练和大运动量间歇运动训练）

总时间

教练决定。

方法

这个训练类似敲钟式训练，但参与者标记的是距离，而非时间。每个人都先选择自己的标记，可以是一片树叶、一根棍子、一块石头或者一个创造性的组合。找到一个起点，教练确定间隔时间——30秒、45秒、60秒或90秒，可用空间的大小决定距离。每个学员都持有标记。教练指示学员进行快走，学员走得越快越好。当教练说"恢复"时，学员将标记放在地上（提醒学员屈膝而不是弯腰，把标记放在地上，这可能需要教练教授正确的蹲姿），然后让他们走回起点，再捡起第二个标记。教练重复时间间隔，让学员走得更快，并尝试经过他们原来的标记。如果学员经过第一个标记（通常是这样），他们会把第二个标记放在地上，作为一个新的标记，顺便带走第一个标记。如果他们没有经过第一个标记，他们会带着第二个标记重新开始，并尝试进入下一个间歇训练。对于任何一个间歇训练，做3～5次重复通常都是一个不错运动的量。教练可以调整数字，因材施教。

这些训练的恢复阶段的时长不定，但始终比训练阶段时间长。如果天气炎热或学员似乎需要更多的恢复时间，请在进入下一个训练阶段之前，先进行简单的拉伸（可能是向后伸展或扭转）。

　　这个训练几乎在任何季节都可以进行。天气好，人行道或道路干燥时，可以用粉笔增加趣味性。让学员在人行道上画一颗心或星星作为起点。当教练说"恢复"时，他们会在人行道上画一个标记。我们相信粉笔会给后来碰巧路过的人留下一个暂时的灵感印记—— 一种随意的快乐行为。同时，作为教练，我们要注意在室外环境中不要留下任何痕迹。如果在住的地方粉笔会被雨水冲走，教练可以考虑在开始和结束时简单地放置石头或其他自然标记，而不是使用粉笔。

计步式训练（高强度间歇训练、多变强度间歇训练和大运动量间歇运动训练）

方法

　　使用 30 秒的标准定时训练，让学员数步（竞走者通常在 30 秒内完成约 100 步）。教练重复时间间隔，要求学员在 30 秒内尝试更多的步数。这个训练可以在 45 秒和 60 秒的训练中完成，教练说"开始"，然后在最后 30 秒喊"记数"，以确保学员保持良好的速度。

　　这个练习也适用于 Tabata 训练：让学员尽可能快地走，每走 20 秒，恢复 10 秒，重复 8 个周期，总共 4 分钟。通过计算这 20 秒的步数，他们就有了一种激励自己保持高强度努力的方法。

建议用途

　　这是一个很好的训练，短而快的步伐也是一种良好的步行方式，因为这样可以增加他们大约 30 秒步数。当然，任何长度的训练都可以用来计算步数以保持节奏。数 15 秒、20 秒、25 秒或更多秒的步数，或者让学员以最快的速度走 60 秒，在最后 15 秒数步，以确保他们在整个训练阶段保持节奏和努力。当学员忙于聊天而不是快速行走时，我们经常使用这个练习。数步和说话是不可能同时进行的。

加强技巧训练

　　在任何训练中，良好的步行技巧的提示对学员都是有帮助的。或者，简单地让学员享受强度挑战，而不需要过多指导。教练可以用其他的训练把这种意识带回到技术上。这些训练不像恢复训练或自我竞争训练那样对心肺系统的要求很高，所以在训练的开始或结束阶段，或者当教练的训练计划包括强度较低的训练时，效果是很理想的。

绳梯训练

为了帮助学员练习缩短步长，在轨道或路径周围放置一个或多个绳梯。绳梯的使用数量和如何安排取决于有多少学员。当他们走到梯子前，指示他们在每一个梯级之间跨步，这就需要他们缩短步长。

单腿推进式训练（多变强度间歇训练）

这是一个金字塔式的练习，以训练时间和努力程度作为变量。在每个训练阶段中，学员应该有意识地只使用一条腿，从右边开始。让他们想象腿向后拉来给身体提供能量。

1. 右腿：3次重复；20秒（RPE 5 ～ 6）→ 20秒（RPE 6 ～ 7）→ 20秒（RPE8 ～ 9）。

   左侧重复。

2. 右腿：3次重复；30秒（RPE 5 ～ 6）→ 30秒（RPE 6 ～ 7）→ 30秒（RPE8 ～ 9）。

   左侧重复。

专注于单腿推进会感到不舒适和不平衡，在开始训练之前向学员提及这一点，对他们是有帮助的。而且，这是一个复杂的大脑训练。单腿推进式训练可以让学员专注于单腿推进，并提高他们的努力程度。一种更容易的方法是先在斜坡上练习。在下坡时，即使速度很快，努力程度也能保持在较低的水平。鼓励他们用一条腿进行力量训练，不要跑得太快，这样他们就能感受力量的作用。

有力量练习的环式训练

第7章建议的力量训练可以用在步行课上。教练可以用同样的方法指导学员进行4～6周的训练，这样学员就会注意到肌肉的改善。我们建议使用基本的定时恢复训练和力量训练交替进行，与力量训练交替的时间间隔变化仅受限于想象力。

下面介绍的两种训练均使用阻力带或阻力管。与哑铃不同，阻力带或阻力管以是理想的步行伴侣。步行时借用阻力带可增强上身的力量，增强有氧运动和力量训练的组合训练。当天气条件不利于提高强度或速度时，携带阻力带或阻力管步行也是一个不错的选择。

请记住，当训练需要将手放在地面或户外设备上时，学员可能需要戴手套。

三分钟间歇训练：两组力量循环训练

1. 3 次重复：20 秒（RPE 7～9）→40 秒（RPE 4～6）。
   2 组，12× 左，12× 右，弓步（第 111 页）。
2. 3 次重复：20 秒（RPE 7～9）→40 秒（RPE 4～6）。
   2 组，12× 左，12× 右，双腿站立外展（第 118 页）。
3. 3 次重复：20 秒（RPE 7～9）→40 秒（RPE 4～6）。
   2 组，12× 左，12× 右，双腿站立内收（第 118 页）。
4. 3 次重复：20 秒（RPE 7～9）→40 秒（RPE 4～6）。
   2 组，12× 背部下拉（第 122 页）。
5. 3 次重复：20 秒（RPE 7～9）→40 秒（RPE 4～6）。
   2 组，12× 基础俯卧撑（或单腿俯卧撑、窄式俯卧撑）（第 129 页）。
6. 3 次重复：20 秒（RPE 7～9）→40 秒（RPE 4～6）。
   2 组，12× 左，12× 右，侧平板支撑（第 126 页）。

完成一个 4～6 周的训练后，可以再进行一个 4～6 周的训练。但做同样的训练，需要更有挑战性的变化。

步行节奏

热身后，每隔 2～5 分钟进行一次快步走，并间隔一定时间进行阻力带训练，做 10～15 次。如果要进行多组训练，请在每组之间进行更短的步行间歇（1～2 分钟），或者每次做一组训练，然后循环。进行阻力带训练时，自然会放慢步行节奏。学员可以在走路时进行以下训练。

胸部推举。将健身带放在背部和腋下，双手各握住一端，掌心朝下。双臂向前伸直，与地面保持平行。保持 1 秒，然后慢慢回到起始姿势。

下拉。按住头顶上的健身带，双手相距 30～40 厘米。双手向下，向两侧伸展，将带子拉至与胸部齐高，慢慢地将手臂举过头顶回到起始姿势。

过顶推举。将健身带放在背部和腋下，双手各握住一端，掌心向前。双臂伸直举过头顶。保持 1 秒，然后慢慢回到起始姿势。

单臂划行。将健身带放在身前，手臂与地面平行，双手分开约 15 厘米。掌心相对，肘部微微弯曲。当右肘弯曲时，保持左臂不动以固定，然后将右手向后拉，将带子拉向臀部，保持稳定，然后慢慢伸直手臂回到起始姿势。用右臂做以上动作，然后左臂重复。

肱三头肌。让健身带绕在脖子后面，双手各握住一端，掌心朝下，手肘向后。向前伸直手臂，保持手臂紧贴身体。保持稳定，然后慢慢回到起始姿势。

也可以停下来做固定的健身带练习，如肱二头肌弯曲或用健身带绑住小腿做横向深蹲。教练可以把健身带绕在栏杆或柱子之类的物体上来做腿的外展和内收，以获得更多的变化。这是具有创造性的。

既然已经看到了步行的多样性，我们希望教练能很兴奋地把这些想法带到步行课上。同时，教练可以结合一个动态的热身和静态的拉伸来增加关节的灵活性。在第 5 章，我们将讨论在这期间应该关注的细节。

参考文献

1. Billat, L.V. 2001. "Interval Training for Performance: A Scientific and Empirical Practice." *Sport Medicine* 31: 13-31.

2. Earnest, C.P. 2008. "Exercise Interval Training: An Improved Stimulus for Improving the Physiology of Prediabetes," *Medical Hypotheses* 71 (5): 752-61.

3. Jakobsen, I., Solomon, T., and Karstoft, K. 2016. "The Acute Effects of Interval-Type Exercise on Glycemic Control in Type 2 Diabetes Subjects: Importance of Interval Length. A Controlled, Counterbalanced, Crossover Study."

4. Mora-Rodriguez, R., Ramirez-Jimenez, M., Fernandez-Elias, V.E., Guio de Prada, M.V., Morales-Palomo, F., Pallares, J.G., Nelson, R.K., and Ortega, J.F. 2018. "Effects of Aerobic Interval Training on Arterial Stiffness and Microvascular Function in Patients with Metabolic Syndrome." *The Journal of Clinical Hypertension* 20 (1): 11-18.

5. Su, L., Fu, J., Sun, S., Zhao, G., Cheng, W., Dou, C., and Quan, M. 2019. "Effects of HIIT and MICT on Cardiovascular Risk Factors in Adults with Overweight and/or Obesity: A Meta-Analysis." *PLoS One* 14 (1): e0210644. doi: 10.1371/journal.pone.0210644.

6. Gibala, M.J. 2007. "High-Intensity Interval Training: A Time-Efficient Strategy for Health Promotion?" *Current Sports Medicine Reports* 6 (4): 211-13.

7. Gunnarsson, T.P. and Bangsbo, J. 2012. "The 10-20-30 Training Concept Improves Performance and Health Profile in Moderately Trained Runners." *Journal of Applied Physiology* 113 (1): 16-24.

第 **6** 章

为提高身体的柔韧性和步行效率
而拉伸

很多人早上醒来的时候，做的第一件事就是拉伸。我们都经历过这种美妙的时刻。在课堂上，教练应该指导学员进行高耗能的拉伸运动。

拉伸的力量

了解拉伸的原理有助于理解拉伸的作用。很多人把拉伸看作拉长肌肉，但他们忽略了一个事实，即柔韧性是指关节及其周围肌肉和韧带的活动范围。换个视角可以发现拉伸的作用和方式。

人们关节周围肌肉的柔韧性可能很差，或者一个或几个关节的活动范围有限。特定关节的活动范围与遗传有关，也与人们每天的行为有很大关系。如果他们每天坐 12 个小时，臀部和膝关节弯曲，这些关节的活动范围将非常有限，这会使他们的身体状态非常不好。

为了快乐且能正常、健康地生活，人们应当能够轻松地完成日常活动，如站立、行走、从坐着的地方起身、弯腰从地板上捡起东西、伸手从较高的橱柜里拿东西、开车时扭动肩膀等。有些人平时喜欢有挑战性的运动，例如骑行、高尔夫球、网球、皮划艇、徒步旅行、滑雪、滑冰、冰壶，以及其他类似的运动。

步行是一种基本的生活运动，要做好它，肩膀、臀部、脚踝和躯干在所有平面上有良好活动范围是必不可少的。这里提供的拉伸训练是一个很好的起点，可以为一些关节伸展提供一些空间。改善臀部和肩部前部的活动范围可以改善姿势和步行速度。打开三角肌前束，放松胸部肌肉，利用背部肌肉让脊柱保持中立位；打开髋关节前部可以让脊柱位于骨盆上方。有趣的是，这一切都对步行速度有积极影响，如果踝关节周围的后向活动范围得到改善，

步行的身体解剖学

什么是脊柱中立位？脊椎有自然的曲线。当从侧面观察人体时，脊柱呈现自然曲线：颈椎（颈部）的前凸曲线、胸椎（胸部和上背部）的后凸曲线、腰椎（下背部）的前凸曲线和尾骨的后凸曲线。检查学员的脊椎曲线的方法是从侧面看他们，看耳朵、肩膀、臀部、膝盖和脚的中心位置。

效果更为明显。踝关节的活动范围通过拉伸小腿肌肉而增加。正如我们在第 5 章讨论的，为了提高步行速度，我们希望脚趾的推动尽可能地发生在身体重心的后面，这就要求髋关节的前部和踝关节的后部足够灵活，以允许腿部向后移动。同时，肩膀前部的肌肉和胸肌必须允许手臂与腿同步向后摆动。如果肩膀不允许手臂向后摆动，腿就不会向后摆动，因为它们在同一时间反向摆动。

拉伸可以预防受伤的错误认知

作为教练，我们经常听到学员说："我必须拉伸身体，这样才不会受伤。"这是一种错误的认知。关于静态拉伸的影响和受伤风险的研究表明，拉伸和受伤之间没有多大联系[1]。考虑到受伤的常见原因，拉伸运动在预防受伤方面并没有发挥重要作用是有道理的。许多伤害不是由像跌倒这样的事件引起的，往往是由看似无害的情况引起的。如果一个人整天坐在办公桌前，两条腿交叉着，稍微向计算机倾斜，那么肌肉用力不均会使身体失去平衡。一方受到不利的压力会使这一边的功能被削弱。日常单肩挎包，也会有类似的效果。久而久之，这些弱点可能会导致伤害。在某种程度上，这些行为就像过度使用某种姿势带来的伤害。过度使用的伤害是由于日复一日地处于相同的位置或是重复同样的动作，从而在身体的特定区域施加累积压力而造成的。

另一个常见的受伤原因是突然运动，而肌肉、肌腱和韧带则没有准备好。这可能发生在日常生活中：手机从手中掉落，突然移动身体以抓住它；当在电视机前放松身心时，一个孩子从另一个房间尖叫，因此跳起来找出问题所在。这种情况则可能在步行训练期间发生，如在快速步行或高强度间歇训练开始之前没有热身就开始运动。

步行热身

训练技巧

　　李已经走了数千英里，参加了 30 多次马拉松和数百次短跑训练。她的每一次步行训练，无论是 800 米速度训练、高强度间歇训练、节奏步行，还是长距离训练，都是从简单的散步（5 ～ 10 分钟）开始，然后慢慢提高步速。对于学员来说，这是一个很好的训练方式，因为它消除了可能阻止他们出去散步的一个障碍。如果他们认为自己需要进行一系列拉伸运动，其中许多人可能自己无法记住动作，那么他们可能不会出去散步。

　　教练有责任在课堂上尽可能地控制这种风险。这有助于提醒学员身体受伤机理，并给他们一些热身的建议，让他们自己走路时也能做。与静态拉伸（建议保持 30 秒）不同，动态热身似乎能在运动前提供更多好处[2]。适当进行静态拉伸、动态运动可增加关节的活动范围、激活神经系统并预热全身组织，这有助于细胞获得运动所需的氧气和能量。同时，热身运动应该包括模仿将要做的训练动作。有关适当的热身，请参见本章后面的"动态拉伸"。

集体热身

　　在课堂环境中，人们的步伐和健身水平各不相同，因此开始步行课程的简单方法是步行。我们建议教练在整个课程中进行 5 ～ 10 分钟的步行热身，具体时长取决于训练总时长，并指示每个人都应保持轻松的步调，手臂自然垂在身体两侧。尽管如此，即使漫步，人们也会以不同的步伐行走。人们在参加集体锻炼会产生两种想法，走得慢的人想要加快脚步跟上走得快的人，走得快的人想要放慢脚步来配合走得慢的人。教练要为解决这样的问题做好准备。在开始高强度的步行训练时，两种情况都使学员容易遭受肌肉拉伤或伤痛。在漫步热身期间以及在小组动态拉伸运动中所做的一切将使每个人为训练做好准备。

　　对于散步热身，教练要告诉每个人以舒适的步伐热身。为了了解学员和他们的步调，试着在散步热身时尽可能多地和他们聊天，帮助他们找到一个合适的步调。教练可以通过和他们聊天的难易程度来判断很多事情。如果课堂上有几个非常慢的学员，而速度较快的人走得太远，让速度较快的人回到速度较慢的学员身边，这也是帮助他们散步热身的一部分。第 5 章介绍了一种使学员团结在一起的好方法。

如前所述，简单的散步就足够作为一种合理的热身了，特别是当人们独自行走的时候。通常，人们会自我调节，找到一个速度，在确保不会伤害自己之后，进入更快的步行，甚至间歇速度训练。当教练指导一个小组的时候，可以增加课程结构，确保每个人在有氧运动开始前都能适当地热身，如动态拉伸热身和散步热身。对于动态拉伸热身，需要进行全身运动，以增加关节的活动范围，同时增加大肌肉群的血流量。

动态拉伸

找到一个合适的地点，让团队有足够的空间聚集起来，并通过一系列的动态运动来引导他们，这些运动将增强大肌肉群的血液流动。这也是一个很好的机会来陈述训练计划，预测当天可能发生的安全问题，并鼓励每位学员。然后，按照动态拉伸动作，打开胸部、肩膀、臀部和脚踝，并激活关节周围的肌肉，让全班学员都做好步行训练的准备。以下是一些做动态拉伸时要遵循的一般准则。

1. 每个呼吸周期都有动作。只有在步行训练之后，拉伸运动才会持续 30 秒。
2. 有些动态动作需要平衡技巧。学员可以把手放在稳定的物体上以保持平衡，如墙、栏杆、树、长凳或其他人。另一种选择是，学员可以通过合作来抓住对方（例如，将一只手放在对方的肩膀上）以保持稳定。
3. 对于那些想用特殊动作作为平衡练习的学员，提示他们要找到前方稳定的着力点，收腹让肚脐靠近脊柱，收紧肩胛骨然后放松，再让一只腿离开地面。
4. 这是全班互相交流的机会。我们发现学员经常互相交谈，这是教练提问的好时机。一句简单的"你好吗？"往往会引出有意义的回答，并帮助教练从心理和生理上了解学员。
5. 保持有趣和轻松。

逛商场式训练

案例研究

　　20 多年前，弗吉尼亚医院中心启动了免费步行健身计划 Walk-Fit。自成立以来，每周二和周四上午，医院健康促进部门的工作人员都会在约定的地方迎接 15 ～ 30 个参与者。这些参与者愿意承受长达 45 分钟的通勤，在五角大楼城的时尚中心的商场内步行。

　　由于基础设施、交通或天气原因，在户外步行可能不安全，购物中心步行计划是不错的选择。许多购物中心在商店开门之前就开门了，可以使社区成员在走廊上走动。不受天气的影响、地面平坦、足够安全使这里成为良好的步行场所，特别是对于老年人、行动不便者或使用辅助步行设备的人而言。走廊通常很宽，没有障碍物，而且有便利设施，如无障碍厕所、长凳、喷泉、良好的灯具和音乐，使人们有更愉快的体验。每天早上看到同样的面孔，就会形成一个社区，激励人们不断来上课。

　　步行健身计划的课程结构还会吸引学员回来。有些学员是通过健康专家的推荐加入的，但大多数人是从朋友那里得知后加入的。每个人都会收到一个名字标签和卡片以跟踪他们的里程和进度。早上 8:00 ～ 8:30 学员在医院工作人员那里登记。然后，在每个人开始 1/4 英里的循环之前，一名工作人员会先带领一个小组进行拉伸活动。之后，工作人员记录当天的里程，护士测量血压。大多数学员会和他们的同伴一起去美食广场喝咖啡。医院高级健康部经理格温德琳·贝克表示，社交是留住学员的关键。

　　欲详知更多关于逛商场式训练的信息，请访问相关网站。

手臂旋转

1. 双脚与肩同宽，双臂向两侧伸出，掌心向下。慢慢地转动手臂，从小圆圈开始，然后转变为大圆圈。先向前转动，然后向后转动（图6.1）。

2. 在两个方向各做 8～12 圈。

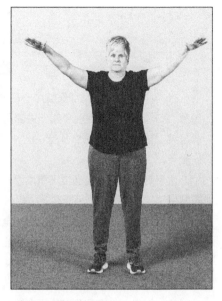

图 6.1　手臂旋转

侧弯

1. 吸气，双臂举过头顶，手指交叉，掌心朝天。将胸部向前挺，双手稍微向后，保持脊柱中立位。

2. 呼气，弯曲腰部，尽量向右侧倾斜。脚在臀部以下不动，不要让左臀朝外（图6.2）。

3. 吸气，将手臂举过头顶，然后呼气，将手臂自然垂于身体两侧。

4. 吸气，双臂举过头顶，手指交叉，掌心朝地，然后把手掌向天空翻转。将胸部向前挺，双手稍微向后，保持脊柱中立。

5. 呼气，弯曲腰部，尽量向左侧倾斜。脚在臀部以下不动，不要让右臀朝外。

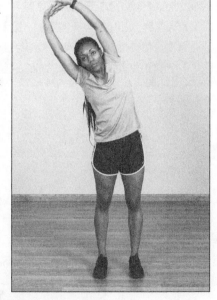

图 6.2　侧弯

6. 吸气，将手臂举过头顶，然后呼气，将手臂自然垂于身体两侧。

站姿后仰

1. 吸气，双手置于舒适的位置，掌心置于下背部，同时挺胸向上，后仰身体（图6.3）。
2. 呼气，恢复站立姿势，双臂垂于身体两侧（仅1次）。

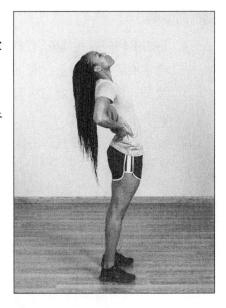

图6.3 站姿后仰

身体扭转

1. 吸气，右手越过身体前部，掌心向内放在腰部。左臂自然垂于身体左侧。
2. 呼气，轻轻地将上身向左扭转（图6.4）。
3. 吸气，恢复站立姿势。
4. 左手越过身体前部，掌心向内放在腰部。
5. 呼气，轻轻地将上身向右扭转。
6. 吸气，恢复站立姿势，双臂自然垂于身体两侧。

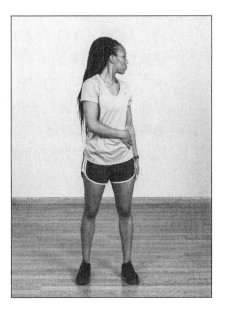

图6.4 身体扭转

腿向前伸展

1. 用右手轻轻扶住墙壁、栏杆或树，将重心移到右腿上。吸气，左髋关节和膝关节弯曲，尽可能接近90度，抬起左腿。
2. 呼气，使左腿伸直，不能太僵硬（图6.5）。
3. 吸气，左膝弯曲回到起始姿势。
4. 重复弯曲和伸展膝关节6～8次。
5. 把左脚放在地上。换边，用重复训练动作。

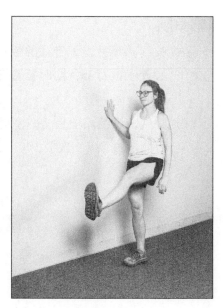

图 6.5　腿向前伸展

摆腿

1. 用左手轻轻扶住墙壁、栏杆或树，将重心移到左腿上。
2. 吸气，将右腿尽可能抬高（图6.6）。
3. 呼气，右腿向后摆动，但不要着地。
4. 右腿做6～8次摆动。
5. 用右腿支撑，按右腿动作摆动左腿。

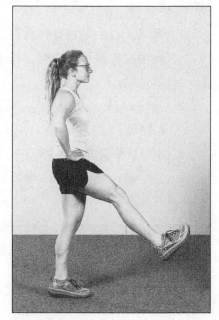

图 6.6　摆腿

腓肠肌拉伸

1. 手放在髋部，重心转移到左腿上。右脚向后退一步，左腿稍稍弯曲，形成弓步。如果需要保持平衡，轻轻扶住墙壁、栏杆或树。

2. 吸气，将右脚脚跟抬离地面（图 6.7a）。

3. 呼气，将右脚脚跟放回地面（图 6.7b）。

4. 重复抬放右脚脚跟 6 ～ 8 次。

5. 呼气，将右脚放回左脚旁边。

6. 换边，左脚脚跟重复右脚脚跟的动作。

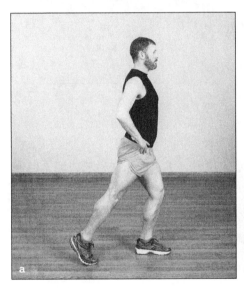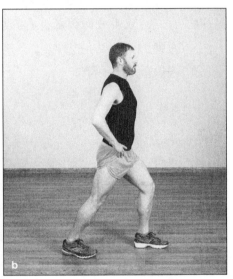

图 6.7 腓肠肌拉伸

摆手臂

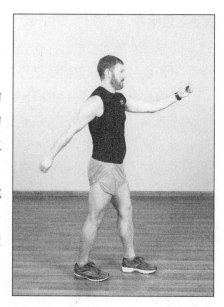

1. 手放在臀部,重心转移到左腿上。右脚向后退一小步,脚跟着地。
2. 放松两侧的手臂,然后向前摆动一只手臂,另一只手臂向后摆动(就像走路一样),重复6～8次(图6.8)。
3. 弯曲肘部,然后继续前后摆动(就像力量行走一样)6～8次。
4. 呼气,双手放回臀部,右脚靠近左脚。
5. 换边重复摆手臂。

图 6.8 摆手臂

踮脚

1. 双脚正常站立,双手置于臀部水平位置,手可以靠在栏杆或墙上以保持稳定。
2. 吸气,抬起脚趾,然后感觉身体重心向脚跟移动(图6.9a)。
3. 呼气,抬起脚跟,身体前倾,脚趾和脚掌着地(图6.9b)。
4. 重复踮脚8～10次。

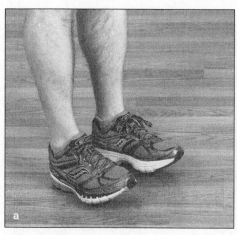
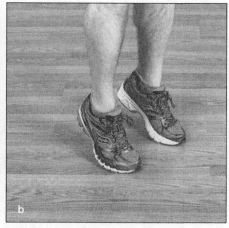

图 6.9 踮脚

在动态热身之后，学员就可以开始有氧运动了。使用第 5 章中的创意训练，学员可以用多种方式设计步行方案。在运动训练课结束后，可以花 5 分钟散步，然后进入较长时间的静态拉伸运动，拉伸肌肉、肌腱和韧带以增强柔韧性。

训练后的高效率拉伸

拉伸运动有助于增加关节活动范围，特别是针对髋关节和肩关节前面以及踝关节后面的肌肉。这可以提高步行技术、速度和整体的效率。

许多因素影响拉伸所需的时间，其中一些因素包括年龄、特定的肌肉拉伸、受伤病史、水合作用、疲劳程度和体温。不过大多数研究表明，进行 2 次 30 秒静态保持拉伸（总共 60 秒）具有显著的效果[3]。由于大多数人在 30 秒内进行 8 ～ 10 个吸气和呼气循环，我们建议使用呼吸循环数作为保持拉伸位置的有效指标。当学员数出他们的呼吸循环时，教练可以利用这个机会给出口头提示，以最大限度地拉伸身体。

随后的每次拉伸要进行 2 次，以符合 60 秒标准。确定每个拉伸运动涉及的关节和肌肉，图 6.10 展示了体内的重要肌肉，因此教练可以了解正在被拉伸的肌肉。

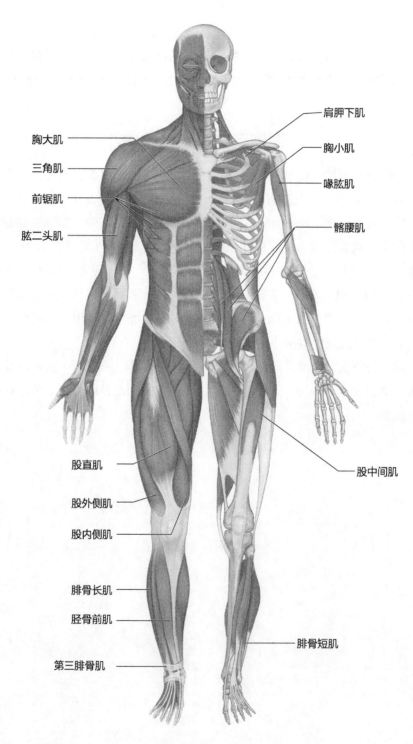

肩胛下肌

胸小肌

喙肱肌

髂腰肌

胸大肌

三角肌

前锯肌

肱二头肌

股中间肌

股直肌

股外侧肌

股内侧肌

腓骨长肌

胫骨前肌

腓骨短肌

第三腓骨肌

图 6.10   人体肌肉

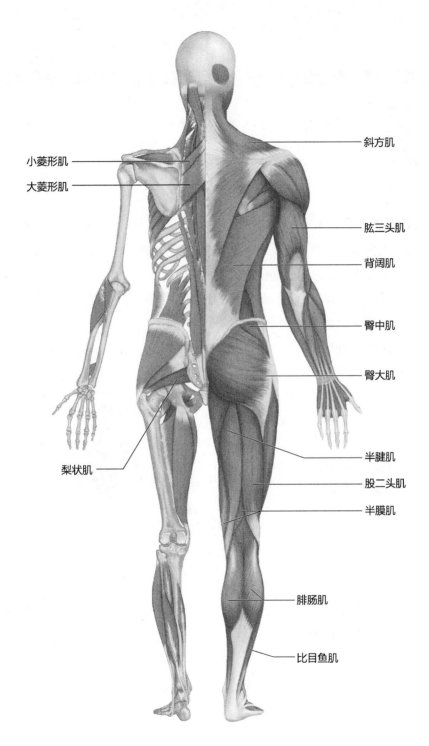

小菱形肌

大菱形肌

斜方肌

肱三头肌

背阔肌

臀中肌

臀大肌

半腱肌

股二头肌

半膜肌

梨状肌

腓肠肌

比目鱼肌

图 6.10　人体肌肉（续图）

下半身

小腿

目标关节

后踝。

目标肌肉

腓肠肌。

靠墙拉伸腓肠肌

1. 面向墙壁自然站立。双手与肩同宽放在墙上，手臂伸直，与肩同高。（如果墙不可用，请使用栏杆或树）

2. 吸气，双脚向后退，脚跟压在地上，保持双腿伸直，但不要固定，通过膝关节感觉小腿被拉伸（图 6.11）。

3. 保持这个姿势，做 8～10 个呼吸循环。

4. 可选动作：为了做更深的拉伸运动，弯曲肘部，将胸部靠近墙壁，同时保持双腿伸直。

5. 呼气，向前迈脚回到起始姿势。

变化

抬起脚尖并伸展脚趾，同时保持双腿伸直，使得足底肌肉、肌腱和韧带也可以被拉伸。

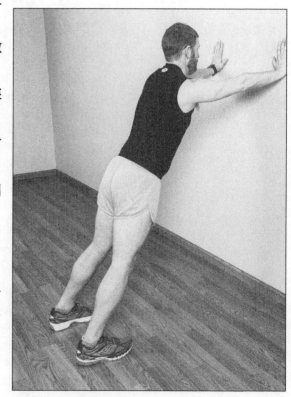

图 6.11　靠墙拉伸腓肠肌

无倚靠拉伸腓肠肌

1. 双脚自然站立，双手置于髋部。

2. 吸气，慢慢地将右脚向后滑动，保持脚尖向前，保持脊柱中立位姿势。

3. 呼气，将脚跟压向地面。

4. 吸气，必要时弯曲左腿，保持脊柱挺直，挺胸，感受小腿的拉伸（图 6.12）。

5. 保持这个姿势进行 8 ~ 10 次呼吸循环。

6. 接下来前腿稍微弯曲，后腿保持伸直以加深拉伸，进行 8 ~ 10次呼吸循环。

7. 呼气，向前迈后脚回到起始姿势。

8. 左腿向后，重复上述动作。

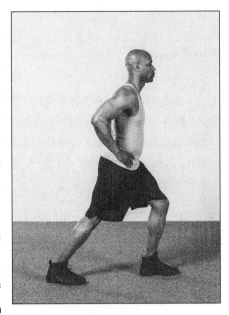

图 6.12　无倚靠拉伸腓肠肌

变化

　　双手放在下背部舒适的位置，向后伸展，胸腔打开，拉伸胸部。手指交叉放在下背部后面，将手臂和手向后举，拉伸胸部（图 6.13）。

考虑这种方式

　　我们建议使用墙壁（或栏杆、树）对双腿腓肠肌和比目鱼肌进行拉伸，因为人们习惯脚指向前方，这样就可以向他们走路时的方向伸展。如果没有墙可用，重要的是让后脚的脚趾朝前。因为此时人们的脚趾往往会偏离中线，他们觉得这样才能更稳定后退得更远。

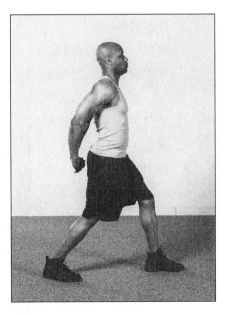

图 6.13　无倚靠拉伸腓肠肌变化

创建身体意识

训练技巧

　　鼓励步行者在拉伸身体的同时，不去关注其他人的柔韧性。有时候，可以让他们闭上眼睛，让他们清楚地意识到身体的感受，而不是对自己与他人的差异做出视觉上的评价，这样会有帮助。帮助他们确定身体被拉伸的特定部位，并询问他们是否能感觉到。如果他们未感受到，提醒他们每个人都有不同的解剖结构。然后，引导他们进入一个能感觉到被拉伸的姿势。

靠墙拉伸比目鱼肌

1. 面向墙壁站立，双脚置于臀部以下。双手与肩同宽放在墙上，高度齐肩。手臂应该伸直（如果没有墙，就用栏杆或树）。

2. 吸气，双脚后退。

3. 呼气，将脚跟压住地面，保持双腿伸直，但不要锁住，以感受小腿的伸展。

4. 吸气，轻轻弯曲膝关节，保持脚跟紧贴地面，感受小腿后侧肌的拉伸，尤其是跟腱部位（图6.14）。

5. 保持这个姿势，做8～10次呼吸循环。

6. 呼气，将脚向前迈，回到起始姿势。

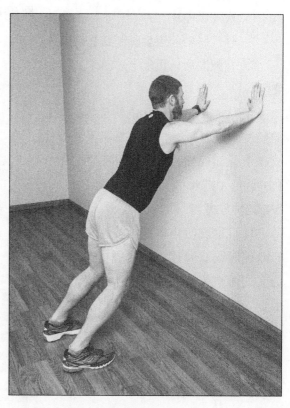

图6.14　靠墙拉伸比目鱼肌

无倚靠拉伸比目鱼肌

1. 双脚自然站立，双手叉腰。

2. 吸气，慢慢地将右脚向后滑动，保持脚趾向前，保持脊柱中立位姿势。

3. 呼气，右脚跟紧贴地面。

4. 吸气，必要时弯曲左膝，感受小腿的拉伸。

5. 呼气，右膝轻微弯曲，脚跟紧贴地面，感觉小腿下部拉伸（图6.15）。

6. 保持这个姿势，做8～10次呼吸循环。

7. 呼气，将右脚向前迈，回到起始姿势。

8. 换边，左腿重复右腿上述动作。

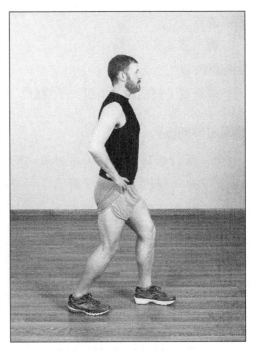

图6.15　无倚靠拉伸比目鱼肌

考虑这种方式

比目鱼肌拉伸的感觉很强烈。如果只拉伸腓肠肌（直腿拉伸），对增加踝关节周围的活动范围几乎没有影响，为了更有效地锻炼相应肌肉，需要延长身体后面的步长。

有效提示

1. 保持从脚跟（或伸直腿的脚跟）到头顶呈一条直线，抬起并伸展脚趾。

2. 收腹，让肚脐靠近脊柱，特别是当此训练没有倚靠物时。

3. 呼吸。

4. 呼气，进行稍微深一点的拉伸。

大腿后侧

目标关节

髋、膝。

目标肌肉

腘绳肌（包括股二头肌、半腱肌、半膜肌）。

靠墙拉伸腘绳肌

1. 面向墙站立，双手举过肩并与肩同宽，手臂伸直，双脚在臀部正下方。（如果墙不可用，则可以使用扶手或树）

2. 吸气使髋关节转动，胸部朝向地面，保持头部高于心脏。当躯干下降时，需要弯曲手臂或向后退，但要使双脚保持在臀部正下方。

3. 当大腿后部的拉伸感变得明显时，停止运动（图6.16）。

4. 保持这个姿势，做8～10次呼吸循环。

5. 呼气，回到起始姿势。

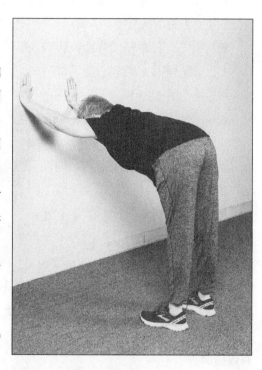

图 6.16 靠墙拉伸腘绳肌

无倚靠拉伸腘绳肌

1. 双脚自然站立，双手叉腰。

2. 吸气，右脚向前迈一步，整只脚接触地面，保持脊柱中立位。

3. 呼气，以髋部为轴，尽量保持腰部挺直，胸部朝向地面，同时想象右髋与右脚踝分开。保持右腿伸直，臀部在左脚后脚跟正上方，左腿需要弯曲（就像坐在想象的长凳上）。

4. 当右腿后部的拉伸感变得明显时，停止运动（图 6.17）。

5. 保持这个姿势，做 8～10 次呼吸循环。

6. 吸气，站起来。

7. 呼气，回到起始姿势。

8. 左脚向前，重复上述动作。

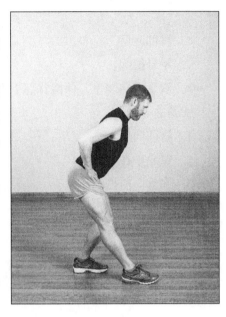

图 6.17　无倚靠拉伸腘绳肌

考虑这种方式

　　适当拉伸腿部肌肉有助于解决许多人的驼背和梨状肌问题。以下是既能保护这些身体部位又能拉伸的正确姿势。

1. 在两种类型的腿部拉伸中，确保下背部的自然前凸曲线保持原位。这个动作通过髋部弯曲而不是腰部弯曲来进行的，腰部弯曲会导致下背部而不是腘绳肌的拉伸。观察腰椎伸展。

2. 拉伸单腿时，人们习惯将脚趾拉向小腿。虽然这仍然会拉伸腘绳肌，但它可能会增加小腿肌肉的拉伸，以致人们失去拉伸腘绳肌的感觉。相反，要让脚自然放松。

3. 单腿拉伸时，在抬起前脚返回起始姿势之前，站直。这样可以防止腰部拉伤。

4. 单腿交替，无倚靠拉伸时，将脚跟放在高一点的台阶或长凳上，脚放松。很多人会立即感到腘绳肌被拉长；如果没有，提醒他们把躯干从髋部向前转，挺胸抬头。

有效提示

有倚靠。

1. 臀部向后。
2. 尾骨抬起。
3. 双手放在墙上，保持背部下方的自然曲线。

无倚靠。

1. 臀部向后。
2. 想象坐在长凳上。
3. 胸部向前挺。
4. 将臀部从脚跟处拉开。
5. 在移动前腿之前恢复站立。

臀部

目标关节

髋。

目标肌肉

臀大肌、臀中肌、臀小肌、梨状肌。

靠墙拉伸臀大肌

1. 面向墙（或栏杆、树）站立，双脚离墙的距离略小于手臂的长度。双手放在墙上保持平衡，把重心转移到左腿上。吸气，右腿弯曲，右脚踝放在左腿膝盖以上。
2. 呼气，在左髋和左膝处弯曲，下蹲成单腿深蹲，感受右臀大肌的拉伸（图 6.18）。
3. 保持 8～10 次呼吸循环。
4. 吸气，左腿伸直，右脚放到地面，然后回到起始姿势。
5. 用另一条腿上重复以上动作。

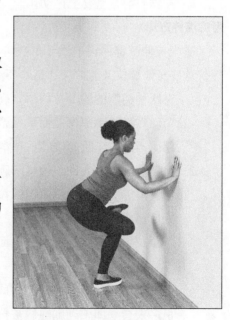

图 6.18 靠墙拉伸臀大肌

坐姿臀部拉伸

1. 坐在长凳上，双腿伸向身体前方，脚跟接触地面。吸气抬起右腿，并将右脚踝放在左大腿和左膝盖之间。然后，呼气，左膝弯曲成90度，从而将右脚踝抬高。将右手放在右大腿内侧，以强调髋关节的外旋（图 6.19）。

2. 吸气，提升脊柱，注意臀部是否有拉伸。

3. 如果要做更深的拉伸，那么吸气时弯曲髋部，并将胸部向前挺。

4. 保持姿势，做8～10次呼吸循环。

5. 吸气，髋部伸展，随着右腿伸直，脊柱恢复自然状态，左脚放松，回到起始姿势。

6. 用另一条腿重复以上动作。

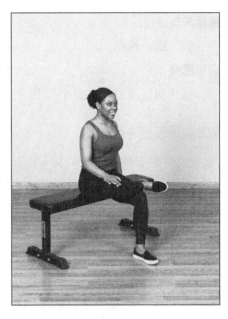

图 6.19　坐姿臀部拉伸

考虑这种方式

梨状肌常起稳定的作用，反复的等长性肌肉收缩可导致延迟性肌肉酸痛、紧绷和炎症。如果处理不当，会产生梨状肌综合征，其表现为骶髂关节疼痛、臀部和腰部僵硬。因为这是一种常见的伤害，可能会有学员抱怨它。如果需要，在训练后或者在训练中进行臀部拉伸运动可以缓解压力。

有效提示

1. 保持脊柱挺直。
2. 保持胸部挺立。
3. 在髋部而不是腰部转动身体。

大腿和臀部的前面

目标关节

髋、膝、腰椎。

目标肌肉

髂腰肌、股直肌、股中间肌、股内侧肌和股外侧肌。

靠墙拉伸股四头肌

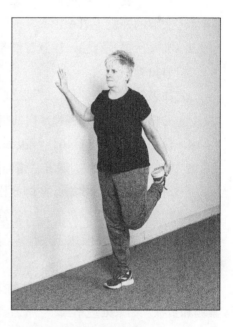

1. 身体右侧靠墙、双脚自然站立。右手放在墙上保持平衡，左臂自然垂于身体左侧。（如果没有墙，就用栏杆或树）

2. 吸气，弯曲左膝，将左脚抬至左手位置。

3. 呼气，双膝并拢，感受髋和大腿前部的拉伸（图 6.20）。

4. 为了做更深的拉伸，吸气，保持脊椎挺直，身体轻轻地向前压左髋。

5. 保持这个姿势，做 8～10 次呼吸循环。

6. 呼气，回到起始姿势。

7. 用另一条腿重复以上动作。

图 6.20　靠墙拉伸股四头肌

无倚靠拉伸股四头肌

1. 双脚自然站立，将身体重心移到左腿上。吸气时，将右腿放在身体后面，脚跟离地，脚趾接触地面。
2. 在下一次吸气时，双手放于背部后侧，胸部向上挺起，头部放松。感受髋和大腿前部的拉伸（图 6.21）。
3. 保持这个姿势，做 8～10 次呼吸循环。
4. 呼气，回到起始姿势。
5. 左腿在后，重复上述动作。

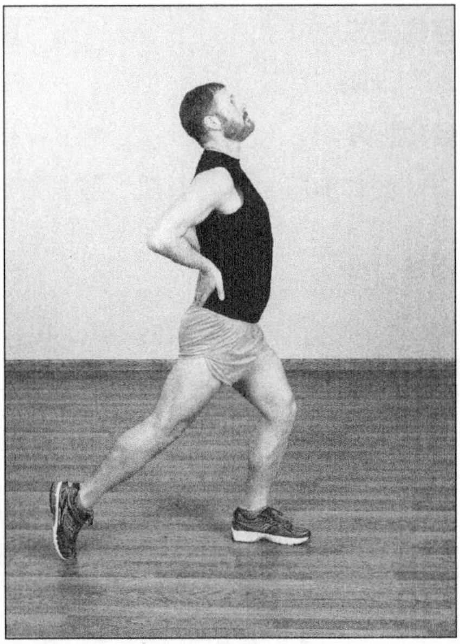

图 6.21　无倚靠伸展股四头肌

考虑这种方式

虽然步行可以很好地使髋屈肌群摆脱屈曲状态，但大多数人也能通过拉伸髋前侧肌肉、肌腱和韧带等方式减少因久坐产生的问题。这样的拉伸也可以增加步幅从而提高步行效果。

- 保持脊柱的伸展，以促进髋部前侧的打开。很多人会倾向于从髋部位置向前倾躯干，但这会抵消拉伸的效果。脊柱也应该处于中立位，以避免在有墙的情况下弓背。
- 路缘是步行课中经常会用到的路边"设施"，可以利用它做无倚靠的伸展。背向路缘，将后脚踩在路缘上（脚尖和脚趾踩在路缘上），以增加髋部的打开程度。

有效提示

1. 在有墙的条件下，使膝盖与墙平行。
2. 站直：在有墙的情况下，想象头部伸向天空。
3. 当后脚接触地面时，用手支撑背部。
4. 靠墙拉伸时，轻轻向前按压弯曲腿的髋部，以最大限度地拉伸髋部前部肌肉。

胫部

目的关节

脚踝。

目的肌肉

胫骨前肌、腓骨长肌、腓骨短肌和第三腓骨肌。

小腿拉伸

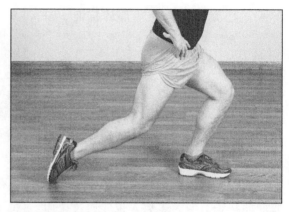

图 6.22　小腿拉伸

1. 站直，双手放在髋部，将身体重心移到左脚和左腿上。吸气，右脚向后迈一步，脚趾指向地面，这样脚跟到脚尖呈一条向下的直线（图 6.22）。
2. 呼气，将脚跟压向地面，使胫骨部位感受到拉伸。
3. 保持这个姿势，做 8～10 次呼吸循环。
4. 保持脚尖指向身体后方，让右脚踝偏离中线，拉伸腓骨肌。
5. 保持这个姿势，做 8～10 次呼吸循环。
6. 呼气，回到起始姿势。
7. 左腿重复上述动作。

考虑这种方式

拉伸胫骨前肌可以在脚趾蹬出时释放踝关节，以获得更大的后活动范围来提高步行效率。这是一块很难拉伸的肌肉，有些人可能会发现，在赤脚的情况下更容易拉伸这个部位。如果腿特别僵硬，学员需要在家里经常以坐跪在小腿上的方式拉伸该部位，也可以尝试对其进行按摩。

有效提示

1. 确保脚趾朝向地面。
2. 将整个脚掌压向地面。
3. 将臀部向前推。

上半身

胸部、肩膀和手臂

目标关节

　　胸椎、肩。

目标肌肉

　　胸大肌、胸小肌、前锯肌、喙肱肌、肱二头肌、肩胛下肌。

靠墙拉伸胸肌

1. 身体侧向靠墙站立，右臂抬起与地面平行，掌心贴墙。
2. 吸气时，保持右臂在适当的位置。呼气时，移动双脚，身体慢慢地离开墙壁。
3. 感受右臂肱二头肌、右肩和胸部的拉伸（图 6.23）。
4. 保持这个姿势，做 8 ~ 10 次呼吸循环。
5. 呼气，回到起始姿势。
6. 换边重复以上动作。

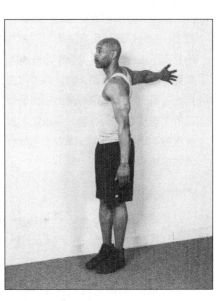

图 6.23　靠墙拉伸胸肌

考虑这种方式

　　许多人由于工作和休闲活动导致胸部和肩膀前部紧绷。因为在计算机前和开车时都要向前看，所以经常拉伸这些部位是很重要的。教练可以指导学员在家里做更多的伸展运动，参见本章后面的"放松胸部肌肉以获得更好的身姿"。在课堂上，站着拉伸胸部和肩膀通常是很容易的，可以利用墙、树、杆，或者和搭档一起完成。这里有一些方法来进行拉伸。

1. 手臂可以放置在墙壁的高处或低处，以伸展胸部、肩膀和手臂的不同肌肉群。
2. 肘部弯曲，让力量更多地集中在胸部肌肉上。

3. 如果没有墙或树，让学员分成两人一组，让他们的手臂互相压紧，而不是靠在墙上。

有效提示

1. 站直。
2. 缓慢移动。
3. 保持呼吸。

放松胸部肌肉以获得更好的身姿

挺拔的身姿散发着力量和青春的气息。它还能提高步行者利用背部肌肉力量的能力，为他们的行走提供动力。因为很多日常生活都是在脊椎弯曲（前倾或弯曲）的状态下进行的，所以胸部和肩膀前部的肌肉会变短、变紧，这使得他们的身姿不能更挺拔。为了抵消长时间脊椎弯曲的影响，每天在胸部和肩膀上拉伸是有意义的。这里有两个练习，可以让学员在家里做，以补充他们在课堂上与教练一起做的拉伸运动。

门框胸部拉伸

1. 站在一个标准的门口中间，脚在臀部正下方，手臂弯曲成 90 度放在门框上。
2. 吸气，使胸部和身体向前倾，直到感到胸部和肩膀前侧有拉伸感（图 6.24）。
3. 保持这个姿势，做 8 ～ 10 次呼吸循环。
4. 呼气，回到起始姿势。

这种拉伸运动也可以用手臂和手接触门框的顶部来完成。如果门较宽，手臂可以向两侧伸出，用前臂或手握住门框的两侧。

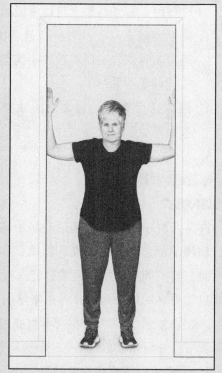

图 6.24　门框胸部拉伸

仰卧胸部拉伸

1. 把毛毯卷起来，使它不超过肩胛骨内侧边缘之间的距离（5～8 厘米），长度约为从后脑勺到肩胛骨下方的脊柱的距离（40～45 厘米），离地面约 9 厘米高。（也可以使用类似尺寸的垫子）
2. 下背部靠在毯子或垫子一端，膝关节弯曲，脚底着地。
3. 呼气，慢慢地躺到毯子上，这样它就连接了肩胛骨下方的脊椎，一直到头部的后部。
4. 吸气，伸直双腿，双臂张开，放在身体旁边的地板上，掌心面向天花板（图 6.25）。如果手臂不能放在地板上休息，那说明毯子或垫子就太高了。
5. 保持这个姿势，做 8～10 次呼吸。
6. 结束这个训练，在坐起来之前，轻轻地弯曲膝关节并向一侧滚动。

随着身体越来越适应这种拉伸，可以使用卷起的毯子或离地较高的垫子来增加活动范围，这样背部的弓形就会更明显。

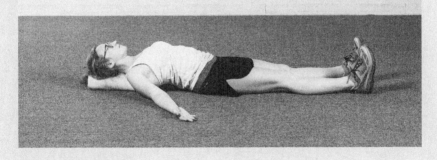

图 6.25　仰卧胸部拉伸

从本章包含的动态拉伸动作开始，确保学员做好了充分的准备进入步行训练。完成训练后进行的拉伸运动，可以增加关节的活动范围，从而长期提高步行速度和改善姿势，这有助于增强学员的健康和幸福感。在下一章，我们将学习力量训练技术，制订一个全面的步行健身训练方案，并帮助学员增强肌肉力量和耐力。

参考文献

1. Small, K., McNaughton, L., and Matthews, M. 2008. "A Systematic Review Into the Efficacy of Static Stretching as Part of a Warm-Up for the Prevention of Exercise-Related Injury." *Research in Sports Medicine* 16 (3): 213–31.

2. Fradkin, A.J., Zazryn, T.R., and Smoliga, J.M. 2010. "Effects of Warming-Up on Physical Performance: A Systemic Review With Meta-Analysis." *Journal of Strength and Conditioning Research* 24 (1): 140-48.

3. Page, P. 2012. "Current Concepts in Muscle Stretching for Exercise and Rehabilitation." *International Journal of Sports and Physical Therapy* 7 (1): 109-19.

第7章

增加体重以获得力量

力量训练能够使步行训练取得更好成果。强化练习可以很容易地被融入户外步行课程，也可以作为家庭练习来鼓励学员。力量训练只需花费很少的时间，就能极大地改善身体状况，包括更轻松地完成日常任务、相对快速和显著的身体变化、更快的步行速度以及关节周围更稳定的状态。

许多人知道，他们应该每周至少5天都进行大约30分钟的有氧运动（步行、跑步、游泳、骑自行车），这可能就是为什么他们来参加步行课程或小组活动的原因。但是对于许多人来说，他们可能不知道还有另一个重要的锻炼原则——成年人应该每周进行两次主要肌肉群的肌肉强化训练。美国国家卫生统计中心发布的数据显示，尽管52%的美国成年人在2016年进行了足够的有氧运动以达到该指标，但只有22%的人同时满足两项指标[1]。考虑到那些喜欢步行的人群，特别是超过30岁的人，不鼓励他们做力量训练对他们而言可能是一种伤害。

人们在30岁左右，肌肉质量开始以每年1%～2%的速度下降。这种持续的损失逐年累加，并随着年龄的增长而加速，直到变得越来越难以进行日常活动，包括步行。根据发表在《物理医学与康复杂志》上的研究，研究人员2004年在瑞典一项实验中发现，即使在健康的人中，下半身肌肉力量的下降也会导致步行能力下降[2]。身体中肌肉的百分比较低会影响新陈代谢，从而更容易增加体重，这些增加的体重加剧了因体力下降而出现的运动困难。力量训练可以减轻这种肌肉损失，甚至可以帮助重建肌肉。

力量训练可以提高静息代谢率、肌肉附近的骨密度、胰岛素敏感性和关节的活动范围，还可以降低患糖尿病的风险、减轻关节疼痛、帮助治疗骨关节炎，现在人们认为它还可以减轻抑郁症的症状。除了以上广泛和多样的好处，步行的表现也可以通过力量训练计划来提高。强壮的肌肉为有氧运动提供稳定支持，并为训练提供动力，从而使训练更加有效。在2015年发表于《BMC

老年医学》的 META 分析中，荷兰的研究人员将渐进式阻力训练确定为提高步速很有效的运动方式[3]。

专门针对背部肌肉的训练也将有助于改善由日常习惯造成的不良姿态，使步行更有力量、速度更快。无论学员是活跃的还是久坐的，我们社会的职业和休闲活动（如坐在办公桌旁工作、观看电视）都会使人脊椎不断弯曲。当他们坐在计算机前、看着手机或驾驶汽车时，背部的肌肉（这是步行技巧发展的重点）会变得过度拉伸，前臂缩短。这不仅会造成不良姿势，还意味着背部的肌肉被过度拉伸，并且几乎没有力量推动步行。通过针对背部肌肉的力量训练计划，学员可以改善这种情况。例如，当背部肌群（例如背阔肌和菱形肌）得到增强时，包括胸大肌甚至三角肌在内的前部肌肉就会被拉伸。这些变化使人们的姿势得到改善，更加挺立，从而有助于改善整体外观形象并增强行走的力量。

此外，加强与髋部、膝盖和脚踝相连的所有关节部位的关联肌肉，将降低这些关节受伤的风险。日常生活中，人们经常久坐不动，当站起来活动时，我们需要关节的支撑。

力量训练的好处不仅是身体上的。力量训练给身体带来的改善效果通常比有氧运动更快，力量训练会增加人们的自信和自尊。在蒙大拿州立大学的一项研究中，341 名年龄在 23～87 岁的女性每周上两次力量训练课，为期约 10 周。之后，她们更喜欢各种各样的体育活动，并且变得更加活跃[4]。她们在一些身体测试方面也有显著改善。在男性身上也显示出类似的效果[5]。

在步行课中加入力量训练

我们发现学员大多是带着各种健身体验来到步行课。对许多人来说，健身计划意味着有氧运动。我们认为在步行课中加入力量训练应该是首要任务，因为研究表明，持续不断地进行锻炼可以降低患大多数疾病的风险。尽管有氧运动是学员追求的目标，但考虑到力量训练为健康带来的益处和步行速度的特定改善，教练应该倡导力量训练。

一旦学员在步行课程中取得了良好效果，教练就建立了一条信任的纽带，然后教练可以分享力量训练的所有好处，在训练计划中引入力量训练，以增加学员的体能以及成就感和幸福感。

工作地步行

案例研究

作为一家大型企业的健身管理员，劳拉·洛克一直在寻找创新的方法来吸引员工训练，并激励他们反复训练。这也是劳拉经常参加美国运动医学会年度健康与健身峰会的原因之一。公司总部的健身房上课出勤率很高，且通常是回头客。

2014 年峰会后，劳拉参加了米歇尔和李的步行健身课程，这一情况发生了变化。她受到鼓舞，把户外步行带到公司的健身计划中，以吸引那些目前对典型课程不感兴趣的员工。

劳拉介绍了午餐时间步行计划，在夏季和秋季以 3 种不同的方式进行间歇训练：一种是专门针对非会员的 8 周免费试点项目，重点是享受训练；一种是在团体健身计划中的户外步行班；一种是 8 周收费班，仅限 10 名学员，这个班级会有专门的教练协助他们。

利用科技优势，劳拉邀请了公司的非会员，如果他们同意使用 MapMyFitness，就可以免费加入试点项目。如果错过了课程，则他们必须回家登录 MapMyFitness 进行"家庭步行"，以便劳拉确认他们出勤。多亏了步行计划，以前不去公司健身中心的员工现在出现在课堂上，变得非常活跃。步行课还为已经开始训练的员工提供了更多选择。

虽然该公司的地区办事处没有专门的步行训练课程，但劳拉提供了多个关于良好步行状态的单次训练班，平均每次约有 20 人参加。该公司提供阶梯奖励计划，如今年的挑战是，如果员工在一年内走 300 万步或更多，就有资格获得奖金。劳拉看到人们在走廊里走着，用他们在这些工作期间学到的步行技术来累积步数。

劳拉说："步行是一项体育活动，它与所有项目都有关。"它可以在任何时间，任何地点完成，并且不需要太多的设备。她还说："我们总是脚踏实地。"步行还具有一个好处，就是这项训练是在户外进行的，这对某些人来说具有吸引力。对于那些可能对健身房设备感到害怕的人，他们可以避开健身房，同时还能得到很好的训练。

喜欢户外步行训练的人通常喜欢在户外环境中进行力量训练，其中包括 7 个比较容易的户外练习。该计划利用体重，而阻力带价格低又便携。教练可以把阻力带放在一个小背包里，或者步行者可以带着它们。一般来说，人们需要两种阻力带：较松的阻力带，较紧的阻力带。

可以通过多种方式在力量训练中引入步行课。如果一些学员参加了60～90 分钟的精选课，那就先花 15 分钟进行伸展运动，然后再进行步行课程，完成本章所示的部分练习。另外，教练可以在两个班级中，留出一个星期专门用于力量训练。如果生活在寒冷、下雪的地方，天气寒冷时可以不用阻力带，专注进行体重训练。因为气温过低，阻力带会断裂，使用者容易受伤（即使住在全年温暖的地方，也要在上课前检查阻力带是否有断裂的迹象，一有撕裂或变薄的迹象就马上扔掉）。

教练需要提醒学员，每周只需几次训练，肌肉力量就会有增长，同时肌肉会受到挑战，感到疲劳，然后肌肉会从训练阶段的疲劳中恢复过来。肌肉修复和增长的机会至关重要。教练要鼓励学员进行强度适中的运动来补充肌肉纤维。一定要强调良好的状态，特别是对于刚开始力量训练的学员。用教练文斯·隆巴迪的话来说，只有"完美的练习才能造就完美"。

几个特定肌肉群的力量训练可以让步行者直接受益，包括臀部（臀大肌）、大腿后部（腘绳肌，包括半腱肌和股二头肌）、肩背（后三角肌、冈下肌、大圆肌和小圆肌、背阔肌、菱形肌）和小腿（腓肠肌、比目鱼肌）。

制动肌肉和稳定肌肉也应该工作，包括那些大腿后侧（腘绳肌）、大腿外侧（阔筋膜张肌、臀中肌、股内侧肌、股外侧肌）、大腿前部（股四头肌，包括股直肌和内收肌）以及胫骨的前部和侧面（胫骨前肌、腓骨肌肉）。所有的肌肉并不需要同等的关注，因为它们在走路时以不同的方式工作，这取决于步态。

1. 我们鼓励采用循序渐进的方法来教授力量练习，就像我们在步行时所做的那样，这样在不同的阶段就有了可借鉴的选择。教练指导步行者时要记住这些要点。

2. 训练时总是先用较松的阻力带开始。对学员来说，在几乎没有阻力或者根本没有带子的情况下学习这个动作要好得多。逐渐增加阻力，直到找到一条可以让他们成功完成8～12次循环的带子。通常情况下，人们进行腿部运动时需要用松的阻力带，进行上肢运动时用较紧的阻力带。

3. 除了使用不同松紧程度的阻力带，还可以通过改变手的位置来调整阻力的大小。将手靠近旋转点会增加阻力，将它们移开或远离旋转点将变得更松并降低阻力。

4. 如果背对背进行一整套训练，那么目标是每次练习 1～3 组，中间休息 30～90 秒。

5. 向学员解释，当他们做动作经常屏住呼吸时，他们会更容易感到疲劳。建议他们配合呼吸以保持良好的训练状态。

6. 如果他们在最后一组练习的最后一次循环时没有感到疲劳，那么他们需要使用阻力更大的带子或缩短带子的长度，以便产生更多阻力。

7. 当任何运动变得困难时，人们常常屏住呼吸。要注意，教练要提醒什么时候吸气，什么时候呼气。我们建议"用力时呼气"。还要注意，当我们说话时，我们会自动呼气，所以教练可以建议人们在运动的用力阶段大声喊，重复数次。

弓步

目标肌肉

主动肌：腘绳肌、臀大肌、股四头肌。

其他目标肌肉（带扭转的弓步）：腹斜肌。

协同肌和稳定肌：臀中肌和臀小肌、腹斜肌。

固定弓步

1. 站立状态，双脚分开与臀部同宽，双手叉腰，把右脚尽量往后退。右脚跟应该离开地板，所以重量在右前脚掌和脚趾上（图 7.1a）。

2. 吸气，双腿弯曲，身体竖直向下，直到左大腿与地面平行（图 7.1b）。

3. 呼气，同时伸直双腿，将身体抬高到起始姿势。

4. 重复 8～12 次，吸气降低，呼气抬高。做最后一次时，后脚蹬地，双脚并拢站立。

5. 左脚向后，重复上述动作。

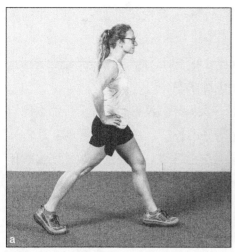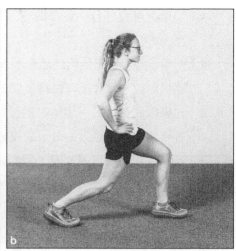

图 7.1　固定弓步：（a）起始位置；（b）下降位置

后弓步

1. 站立状态，双脚与肩部同宽，双手放在髋部。
2. 吸气时，右脚尽量向后踏，脚尖落地，重心在右脚，右脚跟离地。立即弯曲左膝，身体竖直向下，直到左大腿与地面平行。
3. 呼气时，右脚蹬地，双脚并拢回到站立状态。
4. 左脚向后踏，重复上述动作。交替双腿做所有的重复动作，或者用右脚重复所有的动作，然后用左脚重复。
5. 每边重复 8～12 次。

步进式弓步

1. 站立状态，双脚分开与肩部同宽，双手叉腰。
2. 吸气时，右脚尽量向前迈一步，左脚脚跟抬离地面，脚趾着地。立即弯曲左膝，身体竖直向下，直到右大腿与地面平行。
3. 右脚脚跟紧贴地面，呼气时左脚蹬地。左脚向前迈一步，靠近右脚。
4. 右脚和左脚交替向前迈，或者用右脚重复所有动作，然后再用左脚重复。
5. 每边重复 8～12 次。

弓箭式步行

1. 站立状态，双脚分开与臀部同宽，双手叉腰。

2. 吸气时，右脚尽量向前迈一步。将左脚跟抬离地面，触地受力点在脚趾。立即弯曲右膝，身体竖直向下，直到右大腿与地面平行。

3. 右脚脚跟紧贴地面，呼气时左脚蹬地，左脚跨过右脚向前迈一步，然后立即弯曲膝关节，形成一个弓步。

4. 重复这个动作，用右脚向前迈。双腿继续交替训练。

5. 每边重复 8 ～ 12 次。

扭动式弓步

1. 站立状态，双脚分开与肩部同宽，双手放在髋部。

2. 吸气，同时右脚尽可能向前迈，左脚脚跟离地，脚趾接触地面。立即弯曲右膝，身体竖直向下，直到右大腿与地面平行。

3. 在弓步姿势下，呼气，左手越过身体去摸右大腿外侧，躯干向右扭转（图 7.2）。

4. 吸气，同时将躯干扭转回中立位。

5. 右脚跟紧贴地面，呼气时，左脚蹬地。左脚越过右脚向前迈一步，然后立即弯曲膝关节，下蹲成弓步，躯干向左扭转（右手越过身体摸左大腿外侧）。

6. 重复这个动作，用右脚向前迈。然后继续，两腿交替。

7. 每边重复 8 ～ 12 次。

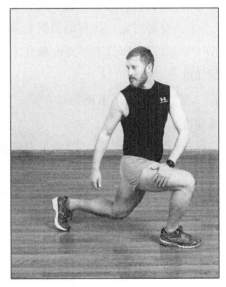

图 7.2　扭动式弓步

考虑这种方式

请注意这些常见的不协调,这些不协调使运动变得困难,并有受伤的风险。这些情况是可以避免的。

1. 股四头肌有燃烧感或膝盖疼痛。如果学员感觉股四头肌不适或膝盖疼痛,则说明弓步的前向步幅过短,并且身体质量在脚踝上,向前移得太近(膝关节弯曲小于 90 度)。检查前腿的膝盖是否与同一条腿的脚踝竖直对齐,并鼓励学员通过抬起脚趾穿上鞋子来进行测试,以确保该姿势的稳定性。将过多的重量带到脚前部会导致臀大肌和腘绳肌的肌肉用力不均,并可能会导致膝部受伤,使身体不稳定而跌倒。纠正此常见错误的简单方法是,通过将后脚摆动到更远的位置来延长步长。

2. 失衡。即使在弓步位置,也要让脚保持与臀部在相同的面上。在此,教练可以提示,让学员想象一下站在一个较窄的木板上,两脚分开与臀部同宽,并且每只脚要落在木板上。无论他们以弓步姿势前进还是后退,脚都不能外展离开木板。

增加挑战

当学员掌握了上面的动作后,如果其他条件不变,教练可以适当增加训练难度。

1. 在弓步的低点,稍微上升一点,然后再下降一点,然后再上升。

2. 增加重量。教练可以鼓励学员在自己家里做这些弓步,并循序渐进地增加一部分负重,把重物放在身体两侧。

3. 试着在斜坡上做步行冲刺来找到适合的动作。在下坡时要正常行走,因为下坡会使膝盖处于受伤的危险中。

有效提示

1. 加油!后退一步或向前一步来保护膝盖。

2. 抬起后脚的脚跟,这样可以保持较长的站立姿势。

3. 双脚站在木板上,保持与臀部同宽的距离。

4. 能看到前脚的脚趾吗?训练时,膝盖以外的部位,脚趾必须随时都能看到。

5. 保持前脚跟紧贴地面。

6. 保持脊柱挺直,眼睛看向地平线。

7. 在做任何需要蹬脚的弓步动作时,挤压前腿侧的臀大肌,使双腿像剪刀一样放在一起。

低风险弓步训练

训练技巧

　　教练可能会注意到，常见的前脚弓步变化（即向前一步进入弓步，前脚推动，然后向后回到站立）不属于上述过程。在实践中，我们发现学员在做这种变化时经常会感到膝盖疼痛，即使他们的体态很好。相反，我们在此处提供的各种变化可以增强目标肌肉，而不会造成疼痛或受伤的风险。

深蹲

目标肌肉

　　主动肌：竖脊肌、臀大肌、股四头肌、股直肌、股中间肌、股内侧肌、腘绳肌（包括半腱肌、半膜肌、股二头肌）。

　　协同肌和稳定肌：腹横肌、臀中肌、臀小肌、内收肌、比目鱼肌、腓肠肌。

训练设备

　　变化的阻力带和工作台。

板凳式起立

1. 坐在长凳的边缘，让大腿与地面平行或更高。双脚平放在地上，与臀部同宽。双手放在凳子上，置于髋部两侧或腰部（图 7.3a）。
2. 呼气的同时，脚跟和脚底着地，收腹，将肚脐拉向脊柱方向，收紧臀部，向上推至站立（图 7.3b）。（双手可用来辅助站立，或置于骶骨区域以支撑下背部。）
3. 吸气，髋部前移，屈膝坐回。
4. 重复 8 ～ 12 次。

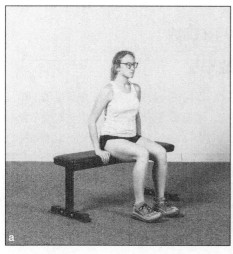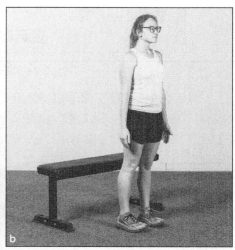

图 7.3　板凳式起立：（a）起始位置；（b）中间位置

基础深蹲

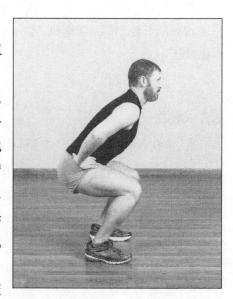

1. 站立，两脚分开与肩部同宽，双手放在髋部或腰部以下。

2. 吸气，同时弯曲髋部和膝关节以降低身体，就像坐在椅子上一样。保持脚跟和脚掌牢固接触地面，支撑体重，胸腔打开。手臂可以伸到前面，以帮助保持平衡。在保持良好形态的同时尽可能降低身体，但不要使大腿平行于地面（图 7.4）。

3. 呼气，身体向上，伸直双腿并恢复站立。

图 7.4　基础深蹲

侧步移动深蹲

1. 站立状态，双脚并拢，双手放在髋部或下背部。

2. 吸气的同时，右脚向右伸出，略宽于肩，右脚脚跟和脚掌着地。

3. 弯曲髋部和膝关节，同时做一个基本的蹲姿。手臂可以向前伸展来帮助保持平衡。

4. 呼气，身体向上，伸直双腿，左脚放在右脚旁边，恢复站立姿势。

5. 用右腿重复 8 ～ 12 次。

6. 用左腿重复 8 ～ 12 次。

借助阻力带侧步移动深蹲

1. 在小腿周围放置一条环形的阻力带，双脚分开以保持适度的张力。

2. 在吸气的同时，右脚向右侧伸出，略宽于肩，让右脚跟和脚掌接触地面。

3. 弯曲髋部和膝关节，同时做一个基本的蹲姿（图 7.5）。

4. 呼气，身体向上，伸直双腿，左脚向内迈至站立位置，保持带子的张力，使它不下降到脚踝位置。

5. 用右腿重复 8 ～ 12 次。

6. 用左腿重复 8 ～ 12 次。

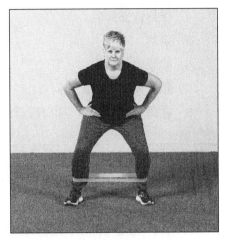

图 7.5　借助阻力带侧步移动深蹲

考虑这种方式

深蹲主要是针对用于冲刺的腿部肌肉。我们把深蹲列入重要训练项目清单，因为除了针对用于冲刺的肌肉，它在日常生活中也很有用。留意这些常见的不协调，这样学员才能从训练中得到最大的收获。

1. 形式很重要。就像做弓步一样，值得花时间来确保每个人都能找到自己最好的基本蹲姿，因为任何进步都会更安全、更容易。坐着和起立是一种每天重复很多次的活动，通常没有太多的思考或关注形式。当蹲起成为日常活动的一部分时，良好的蹲起技巧可以降低腰背部受伤的风险。

2. 检查。大部分线索都能反映出正确的姿势是关键，但对于一天中频繁重复的动作来说，经常提示是不够的。注意脊柱的伸展，膝盖的位置要在脚的正上方或脚趾后方，身体的质量要用脚跟来承受。许多人发现蹲下时，双手和手臂向前是很容易的。

进展

保持低蹲姿势，做 1 ～ 2 次呼吸循环，或改变上下运动的时间。例如，降低时 4 个计数，升高时 2 个计数。

有效提示

1. 想象臀部悬垂，胸部向前。

2. 坐在想象中的椅子上，臀部放低。

3. 脚跟向上抬。

4. 保持背部伸展。

5. 挺胸。

6. 收腹。

7. 膝盖和脚的方向相同。

8. 做蹲姿时，应该可以看到脚趾。如果有任何不稳定的感觉，将手臂向前伸展。

双腿站立内收、外展

目标内收肌

主动肌：耻骨肌、短收肌、长收肌、大收肌、股薄肌。

协同肌和稳定肌：闭孔外肌、梨状肌、闭孔内肌、股四头肌、盆底肌、腹横肌、股直肌、多裂肌。

目标外展肌

主动肌：臀中肌、阔筋膜张肌。

协同肌和稳定肌：臀大肌、臀小肌、缝匠肌、梨状肌、盆底肌、腹横肌、股直肌、多裂肌。

训练设备

阻力带，重物、墙或栏杆。

借助阻力带，双腿站立内收、外展

1. 将阻力带的一端固定在与脚踝同高的重物上，另一端戴在右脚踝上方。呈站立姿势，身体的右侧朝向与带子相连的地方。为了保持稳定，可以选择将右手放在墙上或栏杆上。

2. 呼气时拉右腿，脚保持中立位，越过身体前侧至中线或中线以左（内收）（图 7.6a）。

3. 吸气，同时回到起始姿势。重复 8 ~ 12 次。

4. 右脚依然戴着阻力带，身体旋转 180 度，这样戴阻力带的右脚就会处于身体外侧（靠近阻力带固定点为内侧）。

5. 在右腿发力时呼气，脚保持中立位，尽可能向外侧发力（外展）（图 7.6b）。

6. 吸气，同时回到起始姿势。重复 8 ~ 12 次。

7. 用左腿重复整个内收和外展的动作。

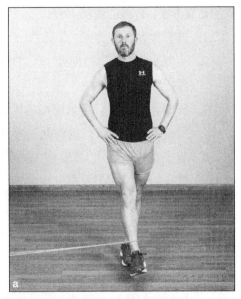

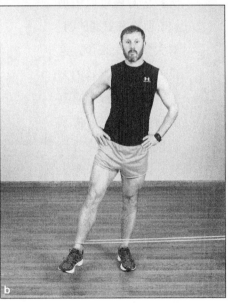

图 7.6 （a）站立腿内收；（b）站立腿外展

双腿站立内收、外展的变化

1. 选择更紧的阻力带。

2. 当腿内收时，脚趾向外，远离中线（图 7.7a）；当腿外展时，脚趾向内，靠近中线（图 7.7b）。

3. 改变计数速度。考虑缩短吸气或呼气时间，如吸气的时间是呼气时间的一半，或者吸气的时间是呼气时间的两倍。

4. 为了挑战稳定性，将手放在腰部，不要抓住任何东西。使用这种变式时，建议用较松的阻力带。

考虑这种方式

1. 许多人认为内收和外展运动是针对大腿内侧和外侧肌肉的。其实，它们还可以锻炼核心肌肉和盆底肌肉，对大多数人来说，这是一种非常有效的方式。如果步行者感到舒适和自信，将进入阶段 4，将髋关节旋转（见第 4 章）融入他们的步行技术中。强大的内收肌可以在脚跟落地阶段保护膝盖。事实上，大多数人的内收肌和臀中肌的力量都很弱，这个练习对两者都有帮助。

2. 对于因膝盖受伤的学员，锻炼内收肌和外展肌对保持膝关节稳定有很强的作用。

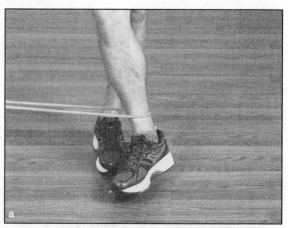

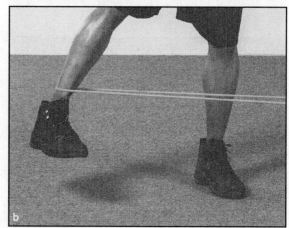

图 7.7 双腿站立内收、外展；（a）站立腿内收；（b）站立腿外展

3. 这些肌肉通常是在健身房里用机器锻炼的。我们建议在学员站立的时候使用阻力带，这样髋关节就处于中立位，因为很多人在坐着的时候，他们的髋部大部分时间都处于弯曲状态。

4. 因为内收肌很小，在锻炼中很少用到，所以从最简单的阻力带开始；或者不用阻力带，以减少受伤的风险。

加强小腿锻炼

　　如果学员感到小腿疼痛，这里有 3 个可以自己做的小腿力量增强训练。提醒学员不要在同一天做所有的动作。

　　脚跟步行。在热身、降温或任何时候，都可以用脚跟行走以增强小腿的力量。从几秒钟开始，逐渐增加到一分钟。每天都可以这样做，并将其融入课堂中。

　　脚尖点地。坐着的时候，双脚平放在地板上，让脚跟抬离地面，脚尖向下。然后把脚跟放低，平放在地板上。每组做 8 ～ 12 次，完成 1 ～ 3 组，每天都进行锻炼。

　　脚趾拉伸。在牢固的家具或栏杆上绑一条阻力带。坐在地板上，左腿伸直，右腿弯曲。把带子绕在左脚上，弯曲左脚，将脚趾向小腿方向拉（图 7.8）。缓慢释放，但只释放至中等的松紧度，避免过度放松导致阻力带脱离。每组做 8 ～ 12 次，完成 1 ～ 3 组，每周锻炼 2 ～ 3 天。

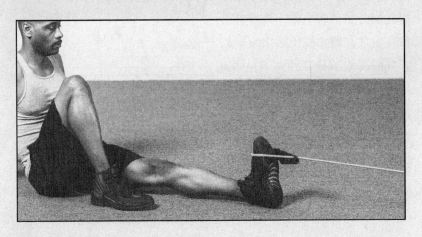

图 7.8　脚趾拉伸

有效提示

1. 正常站立。

2. 呼吸。

3. 收腹。

4. 想象并模拟运动过程中腿部负重的不断转移和重心过渡。

5. 稍微收紧肩胛骨以增强稳定性。

背部下拉

目标肌肉

主动肌：背阔肌。

协同肌和稳定肌：斜方肌、菱形肌、三角肌、肱二头肌、肱三头肌。

训练设备

阻力带。

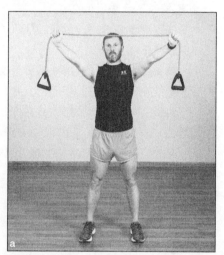

基础背部下拉

1. 两腿自然站立并与肩同宽，双手握住阻力带的较末端，双臂伸开放在头顶并略向前（图 7.9a）。

2. 呼气时，双手分开并向下，伸直双臂，直到阻力带刚好碰到胸骨中间的一点（图 7.9b）。

3. 吸气，同时手臂恢复到头顶开始姿势。

4. 重复 8 ~ 12 次。

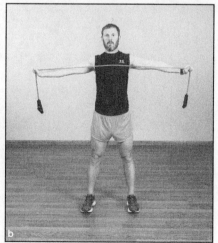

图 7.9 基础背部下拉：（a）起始位置；（b）下拉位置

背部下拉的变化

1. 增加带子的阻力，增加难度。

2. 改变计数速度。缩短吸气或呼气的时间，如吸气的时间是呼气时间的一半，或者吸气的时间是呼气时间的两倍。

3. 左手呈起始姿势，呼气时只向右侧下拉，保持右臂伸直（图7.10）。吸气，将右臂恢复至开始姿势。重复 8～12 次。保持右臂稳定，只向左侧下拉。

考虑这种方式

充分了解并掌握为什么要推荐这种训练方式，并把这些信息传达给学员，这是很有帮助的。这里有一些建议可以帮助学员获得成就感。

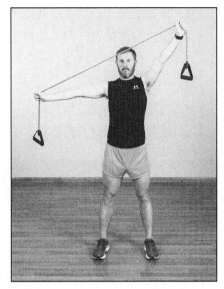

图 7.10　背部下拉的变化

1. 重视手臂发挥的重要作用。当手臂向后移动时，可以推动身体向前移动。如果学员的手臂肌肉很强壮，那么他们就有更多的力量来推动身体向前。手臂动作的优化可以改善整体的走路姿势。

2. 我们鼓励站着做这些训练，因为我们总是习惯坐着！注意肘部不要弯曲，肘部弯曲可能说明阻力带的阻力太大。

3. 检查阻力带是否始终位于头部前方。当向上看时，它应该是可见的。很多学员在练习过程中总是把阻力带拉到脖子后面，这可能会使肩膀受到严重伤害。

4. 将阻力带向下拉到足以触及胸骨时，这表明整个肩部都在运动。如果看到学员弯曲肘部把阻力带拉下来，然后在肘部处伸展，把手伸向两方，那么表明阻力带太紧了，他们的肩膀就容易受伤。建议学员更换阻力较小的阻力带，或将他们的手分开，使阻力带更松弛、阻力更小。

5. 在这套动作中，学员很容易屏住呼吸。教练要教会学员在什么时候吸气、什么时候呼气。

有效提示

1. 昂首挺胸，抬头，凝视地平线。

2. 保持肘部伸直，但不要锁紧，两臂分开。

3. 将肩胛骨相互挤压。

4. 用力时呼气。

5. 当阻力带接触到胸骨时，回到起始姿势。

6. 吸气时，回到起始姿势。

站式拉背

目标肌肉

主动肌：背阔肌、菱形肌。

协同肌和稳定肌：斜方肌、肩袖肌群、大圆肌、小圆肌、前臂肌肉、胸大肌。

训练设备

阻力带、用作固定点的坚固物体。

基础站式拉背

1. 将阻力带固定在柱子上，将脚放在一个类似走路姿势的位置，左脚在前，右脚在后。右手握着带子，保持握手姿势（图 7.11a）。

2. 呼气时，弯曲肘部，将阻力带拉到髋部或更远。保持肘部指向后面并靠近身体，不要指向侧面（图 7.11b）。

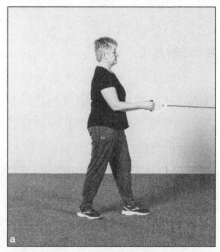

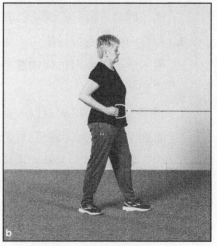

图 7.11　基础站式拉背：（a）起始位置；（b）拉动位置

3. 吸气的同时，将手臂恢复至起始姿势。

4. 重复 8 ～ 12 次。

5. 换腿，左手拿着阻力带重复以上动作。

基础站式拉背的变化

1. 增加阻力带的阻力，使其更具挑战性。

2. 手部的位置可以根据自己的需求、兴趣，并针对不同的肌肉进行变化。例如，向外旋转前臂使手掌朝上，或向内旋转前臂使手掌朝下。

3. 单腿站立，这腿与拿着带子的手相对。这会增加核心肌肉和负重腿的稳定性。

考虑这种方式

站式拉背训练对步行者很有帮助，我们也在步行技术的第 1 阶段和第 3 阶段中推荐使用这一动作，即弯曲手臂且手臂向后拉。要想做好这一动作，应认真考虑以下几点。

1. 特异性。站式拉背训练针对的是上背部和后肩部的肌肉，包括背阔肌和菱形肌。通过更直接地模仿走路时的手臂动作，这套动作比背部下拉的效果更明显。

2. 接受正确的挑战。帮助学员找到一条阻力带，让他们至少能把手拉回髋部。如果他们不能将手拉回髋部，那么说明他们需要更小的阻力。有时站得离带子的固定点更近，会减少阻力，能把手拉回髋部；或调整手在带子上的位置，使其更加松弛。

3. 保持直立。如果双脚交叉时不太稳定，那么要确保双脚交叉时双腿的距离与臀部同宽。

有效提示

1. 站直。

2. 平视地平线。

3. 将肩胛骨向背部中间挤压。

4. 将肚脐向脊柱方向拉，以获得更大的稳定性。

5. 用力时呼气。

6. 努力!

7. 吸气时，回到初始姿势。

侧平板支撑

目标肌肉

主动肌：腹横肌、腹直肌、腹外斜肌、腹内斜肌、腰方肌、臀中肌、臀小肌。

协同肌和稳定肌：臀大肌、股四头肌、腘绳肌。

训练设备：升高的训练架或长凳。

高架侧平板支撑

1. 面对一个升高的、表面平整的训练架或长凳。
2. 将右前臂置于训练架或长凳的表面，并伸展双腿，使身体呈一条直线，右脚的一侧与右臀、肩膀和耳朵呈一条直线。左脚放在右脚后面一点，保持稳定。肩膀与肘部呈一条直线（图 7.12）。
3. 保持姿势，做 8～12 次呼吸循环。
4. 换边重复。

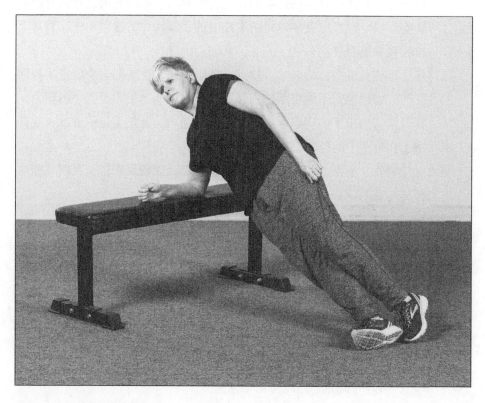

图 7.12　高架侧平板支撑

脚叠式侧平板支撑

1. 面对一个升高的、表面平整的训练架或长凳。

2. 将右前臂置于训练架或长凳的表面，并伸展双腿，使身体呈一条直线。右脚与左脚合并，保持稳定。肩膀与肘部呈一条直线（图 7.13）。

3. 保持姿势，做 8 ~ 12 次呼吸循环。

4. 换边重复。

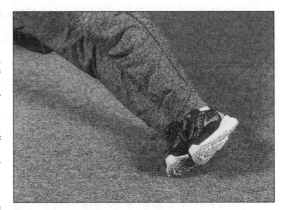

图 7.13　脚叠式侧平板支撑

侧平板支撑与臀部下降和提高

1. 面对一个升高的、表面平整的训练架或长凳。

2. 将右前臂置于训练架或长凳的表面，并伸展双腿，使身体呈一条直线。右脚的一侧与右臀、肩膀和耳朵呈一条直线。将左脚放在右脚后面一点的地面上。肩膀与肘部呈一条直线。

3. 吸气的同时，右臀部向地面下沉（图 7.14）。

4. 呼气时收缩右腰部，抬起右臀部，回到起始姿势。

5. 重复 8 ~ 12 次呼吸循环。

6. 换边重复。

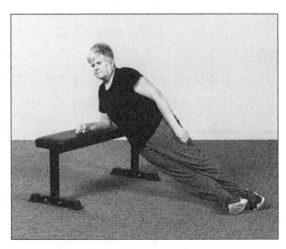

图 7.14　侧平板支撑与臀部下降

考虑这种方式

　　侧平板支撑可以锻炼腹部肌肉，特别是腹外斜肌、腹内斜肌、腹横肌和腰方肌。这些肌肉可以促进形成有力的步行步态，特别是当步行者增加髋关节旋转时（参见第 4 章的阶段 4）。

1. 对齐是关键。注意保持髋部平行。不要低头，耳朵要与脚踝、臀部和肩膀呈一条直线。

2. 为成功做好准备。让学员轻松前进，以确保他们学习良好的姿势。身体抬得越高就越容易，因此请找到可以使用不同高度的训练凳或长凳进行训练的地方。楼梯可能是进行侧平板支撑训练的较佳位置，其原因有两个：在较高的楼梯上放置手臂更容易获得稳定性和进行肌肉收缩；在前臂贴地保持平衡时，楼梯可以对上臂起到支撑作用。如果没有楼梯，野餐桌和长凳是不错的选择。教练甚至可以教利用树木作为侧平板的支撑物。

3. 逐步进行。从稳定的双脚开始（将远离地面的腿的脚置于靠近地面的腿的脚后方，以保持髋部平行），然后逐步使双脚错开。

4. 找出可行的方法。对大多数人来说，用前臂做侧平板比用直臂保持侧平板姿势要容易得多。而且，与用直臂相比，前臂侧平板对腹部的挑战会更大。让学员有时间尝试一下这两种训练方法。

有效提示

1. 头部向后，与脊柱在同一水平线上。

2. 呼吸（可能建议什么时候吸气、什么时候呼气）。

3. 收腹，使肚脐靠向脊柱。

4. 稍微挤压肩胛骨。

5. 臀部放松，同时保持身体在同一直线上（臀部下沉）。

6. 强化靠近地面侧的腰部肌肉，然后恢复到初始状态。

7. 减少肩膀的运动，使训练的重心集中在腰部（臀部下沉）。

8. 肩关节痛？尽量使肚脐靠向脊柱，然后使肩膀与肘部重新对齐。

俯卧撑

目标肌肉

主动肌：胸大肌、前三角肌、肱三头肌。

其他目标肌肉：肱三头肌（窄式俯卧撑运动）。

协同肌和稳定肌：腹直肌、腹横肌、股四头肌、胸小肌。

训练设备

升高的支架。

基础俯卧撑

1. 将双手放在宽于肩膀的栏杆或野餐桌上。后退一步，双脚与支架保持足够的距离，使身体从脚跟到耳朵呈一条直线。脚跟离开地面，用手掌和脚趾支撑身体并保持平衡。

2. 吸气的同时弯曲肘部，将胸骨向栏杆或桌子的方向降低，确保肘部与手腕呈一条直线（图 7.15）。

3. 呼气时伸直双臂，将胸部推离栏杆或桌子。

4. 重复 8 ～ 12 次。

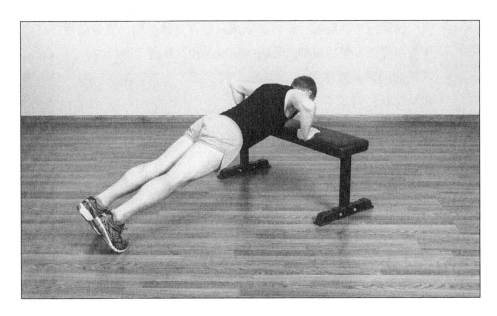

图 7.15 基础俯卧撑

单腿俯卧撑

1. 将双手放在宽于肩膀的栏杆或野餐桌上。后退一步，双脚与支架保持足够的距离，使身体从脚跟到耳朵呈一条直线。把一只脚抬离地面。

2. 吸气的同时弯曲肘部，将胸骨向栏杆或桌子的方向降低，确保肘部与手腕呈一条直线（图7.16）。

3. 呼气，同时伸直手臂，将胸部推离栏杆或桌子。

4. 重复 4～6 次。

5. 换另一条腿重复以上动作。

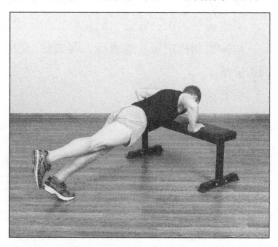

图 7.16 单腿俯卧撑

窄式俯卧撑

1. 将手与肩平放在高高的栏杆或野餐桌上。后退一步，双脚要足够远，使身体从脚跟到耳朵呈一条直线。

2. 吸气的同时弯曲肘部，并将其紧紧地贴在身体两侧，胸骨朝栏杆或桌子方向降低，保持肩胛骨收缩，使肘部相互靠近（图7.17）。

3. 呼气的同时伸直手臂，将胸部从栏杆或桌子上推离。

4. 重复 8～12 次。

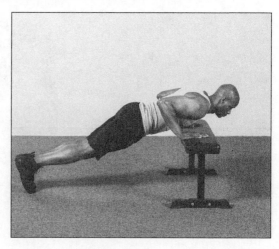

图 7.17 窄式俯卧撑

考虑这种方式

当学员做俯卧撑时，教练要不断地鼓励他们。教练有许多事情要注意，包括全面的专业技能和提供合理训练建议的能力。

1. 做俯卧撑的原因。尽管俯卧撑主要锻炼胸部肌肉，但我们通常建议把注意力放在身体后侧肌肉群上，因为它是一种全身运动，也能激活腹部肌肉和腿部肌肉，使其更稳定。挺直的脊椎有助于保持良好的姿势。

2. 利用环境。在户外很容易就能做俯卧撑，如利用栏杆、野餐桌，甚至树木。俯卧撑在大多数地方都可以进行。

3. 注意臀部与脊柱要保持在同一水平线上。学员可能会把臀部放得太低，或者把臀部翘得太高。

4. 建议适当的呼吸。在弯曲肘部时吸气，在手臂伸直时呼气。

5. 为成功做好准备。鼓励学员从尽可能高的位置着手。如果在这个高度可以重复 12 次以上，建议他们移到一个较低的高度，以应对更大的挑战。

有效提示

1. 张开双手。

2. 将胸骨降低至栏杆或长凳，吸气。

3. 想象身体从脚跟到头顶呈一条直线。

4. 用手掌和脚趾保持平衡，脚跟离地。

5. 用力时呼气。

6. 收腹，将肚脐靠向脊柱。

7. 肘部内收（利于做窄式俯卧撑）。

家庭训练计划

这里有一些我们喜欢的训练，这些训练相对简单且更容易在家里开展。要知道不是每个人都喜欢去户外，给每个人提供一份适合的训练计划或建议也不是那么容易的。这两种训练（桥式训练和平板支撑）都强调锻炼臀部和肩部之间的肌肉。有效的训练对生活和行走都有好处。

桥式训练

目标肌肉

主动肌：臀大肌、腘绳肌。

协同肌和稳定肌：腹横肌、臀中肌、臀小肌、内收肌群。

训练设备

稳定球。

动态桥式训练

1. 仰卧，膝关节弯曲，双脚平放在地板上，与臀部同宽，并与臀部保持舒适的距离。双臂向两侧伸开，掌心向下。

2. 吸气的同时，将臀部抬离地板朝向天花板，直到身体从肩膀到膝盖形成一条直线（图7.18）。

3. 呼气的同时，臀部向地面下降几厘米。

4. 重复 8～12 次的上升下降动作。

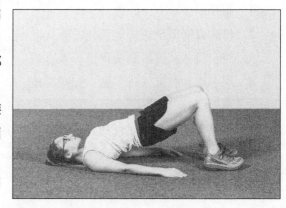

图 7.18　动态桥式训练

静态桥式膝关节交替伸展

1. 仰卧，双膝弯曲，双脚平放在地板上，双脚间距与臀部同宽，与臀部保持舒适的距离。双臂向两侧伸展。掌心向下。

2. 吸气的同时，将臀部抬离地板，直到身体从肩膀到膝盖形成一条直线。

3. 吸气的同时，将右脚抬离地面，保持左腿弯曲。

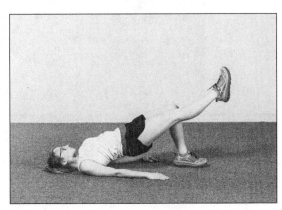

4. 呼气,同时伸直右腿(图 7.19)。

5. 吸气,同时弯曲膝关节。

6. 呼气,同时将右腿放低。

7. 左腿重复上述动作。

8. 每条腿交替做8～12次。

图 7.19 静态桥式膝关节交替伸展

借助稳定球进行桥式训练

1. 仰卧，双腿伸直，脚跟放在稳定球上，手臂向两侧伸展。

2. 吸气，同时将臀部抬离地面，成直腿桥式（图 7.20a ）。

3. 呼气时弯曲膝关节，用脚将稳定球滚向臀部（图 7.20b ）。

4. 吸气的同时，伸直双腿。

5. 重复膝关节屈伸 8 ～ 12 次。

6. 呼气，同时慢慢放下身体在地板上休息。

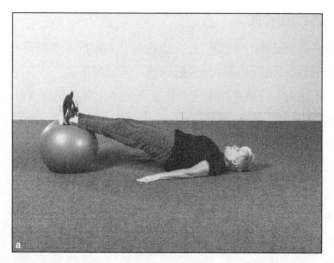

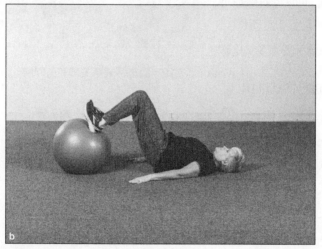

图 7.20 使用稳定球进行桥式训练：（a）腿伸直；（b）球滚向臀部

考虑这种方法

　　桥式训练会增强身体后部肌肉，拉伸前部肌肉，这样有助于矫正脊柱在日常生活中经常出现的弯曲。以下2项注意事项有助于确保学员最大限度地达到训练效果。

1. 注意桥式训练中的两腿距离。瑜伽教练常用的一个技巧是在大腿内侧放置一个瑜伽垫，或卷起来的毛巾、足球、篮球。
2. 如果稍微放气，使用稳定球更容易。

有效提示

1. 在抬起臀部之前，先让肩膀远离耳朵。

2. 当臀部抬起时，脚部主动蹬地。

3. 确保两膝间距与臀部同宽。

4. 呼吸。

平板支撑

目标肌肉

主动肌：腹直肌、腹横肌。

其他目标肌肉：腹斜肌（静态平板支撑与腰部旋转）。

协同肌和稳定肌：腹斜肌、髋屈肌群、股四头肌、胸大肌、前锯肌。

训练设备

稳定球。

静态平板支撑

1. 开始时面朝下，趴在地板上。将肘部置于肩膀下方，使前臂置于地板上。

2. 脚部蹬地，双手和前臂用力，吸气时将身体抬离地面，臀部与肩膀和头部呈一条直线（图 7.21）。保持这个姿势时，尽量将肚脐靠向脊柱，坚持 8～10 次呼吸循环。

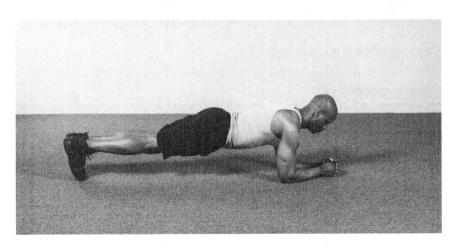

图 7.21　静态平板支撑

静态平板支撑与腰部旋转

1. 开始时面朝下，趴在地板上。将肘部置于肩膀下方，使前臂置于地板上。

2. 脚部蹬地，双手和前臂用力，吸气时将身体抬离地面，臀部与肩膀和头部呈一条直线。呼气时，将肚脐靠向脊柱。

3. 吸气，同时转动腰部，将右臀部向地板降低，但不要碰到地板（图 7.22）。

4. 呼气，同时恢复静态平板支撑状态。

5. 吸气，同时转动腰部，将左臀部向地板方向降低，但不要碰到地板。

6. 呼气，同时恢复静态平板支撑状态。

7. 每边做 8 ～ 12 次。

8. 最后，呼气，膝盖和腹部落向地面。

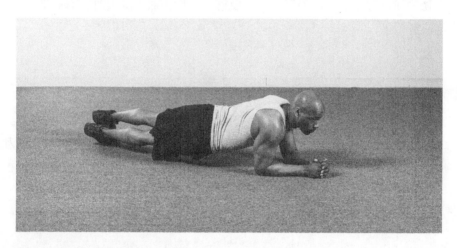

图 7.22　静态平板支撑与腰部旋转

借助稳定球做平板支撑

1. 跪在地板上，将弯曲的肘部和前臂放在稳定球上。

2. 吸气，先将一只脚后退，然后调整另一只脚以达到在稳定球上的平板支撑姿势（图 7.23a）。

3. 吸气，同时将肚脐靠向脊柱，将肘部向前移 1 ～ 2 英寸（1 英寸 =2.54 厘米）（图 7.23b）。

4. 呼气时，将肚脐靠向脊柱，将前臂拉回起始姿势。

5. 前臂来回移动 8 ～ 12 次。

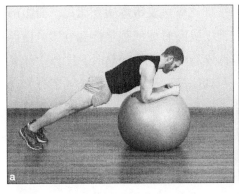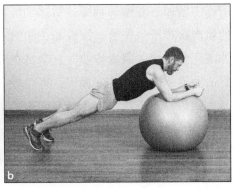

图 7.23　借助稳定球做平板支撑

考虑这种方式

　　锻炼腹部肌肉很难让人觉得疲劳，所以经常在家里做平板支撑对学员来说是很好的建议。这里有一些小技巧可以帮助他们。

1. 将手臂放在比地面高的地方开始做平板支撑，这样更容易让学员获得成就感。建议将前臂放在第三或第四级楼梯、椅子或其他坚实的地面上。当他们感觉能力明显提高时，他们可以移动到更低的位置。

2. 检查臀部。臀部位置通常不是太高就是太低。如果可能，教练演示这两个动作偏差后，再做出正确的动作。如果臀部太低，会使背部紧张，但不会感到腰部疼痛。如果臀部太高，腹部就不会受到挑战。

3. 将稳定球里的气体放掉一些，更容易使用。

4. 使肩膀远离耳朵，以避免耸肩。

有效提示

1. 吸气，抬高臀部和腹部。

2. 将前臂向脚的方向移动，与腹肌进行等距接触（这也可以防止耸肩）。当臀部抬起时，保持蹬地。

3. 让头顶与脚跟保持相对位置不变。

4. 如果学员觉得动作太简单，说明臀部可能太高。

5. 呼吸。

　　引入力量训练可以让学员体验肌肉力量的提高，使他们受益匪浅，作为教练我们深知这一点。而且，这可以帮助他们走得更快，让学员有成就感。这一章中的 7 个练习及其练习过程能够很好地被融入户外课程。试着在每次锻炼中增加一些室外训练。桥式训练和平板支撑主要锻炼腹部肌肉，而腹部的肌肉很难产生疲劳，锻炼相关肌肉有助于提高脊柱的稳定性和健康。指导并鼓励学员做"家庭作业"。学员在等待烤箱中的食物变熟时、工作中休息时（如果他们正在看电视），可以将一些训练融入日常生活。第 4 部分将说明创建步行课程的方法，这些课程适用于许多喜欢步行的学员，他们会来到课堂上，并享受富有挑战性和结构化的步行训练。

参考文献

1. Clark, T.C., Norris, T., and Schiller, J.S. 2017. Early Release of Selected Estimates Based on Data From the 2016 National Health Interview Survey. National Center for Health Statistics.

2. Willen, C., Sunnerhagen, K.S., Ekman, C., and Grimby, G. 2004. "How Is Walking Speed Related to Muscle Strength? A Study of Healthy Persons and Persons With Late Effects of Polio." *Archives of Physical Medicine and Rehabilitation* 85 (12): 1923-28.

3. Van Abbema, R., DeGreef, M., Craje, C., Krijnen, W., Hobbelen, H., and Van Der Schans, C. 2015. "What Type or Combination of Exercise Can Improve Preferred Gait Speed in Older Adults? A Meta-Analysis." *BMC Geriatrics* 15: 72-87.

4. Seguin, R.A., Eldridge, G., Lynch, W., and Paul, L.C. 2013. "Strength Training Improves Body Image and Physical Activity Behaviors Among Midlife and Older Rural Women." *Journal of Extension* 51 (4): 1-14.

5. Martin Ginis, K.A., Eng, J.J., Arbour, K.P., Hartman, J.W., and Phillips, S.M. 2005. "Mind Over Muscle? Sex Differences in the Relationship Between Body Image Change and Subjective and Objective Physical Changes Following a 12-Week Strength Training Program." *Body Image* 2 (4): 363-72.

第 4 部分

增强体验

第**8**章

确保舒适和安全

满足感、幸福感、心理健康和身体健康都是每天步行能带来的好处。大多数人都能获得这些好处，因为这本身就是人们日常体力活动——步行去办事、选择走楼梯而不是乘坐自动扶梯或电梯、步行去上班、步行去开会等的一部分。为了成功地实施步行计划，便不能理所当然地认为它是毫无障碍的。因为步行确实存在障碍，只有更好地解决这些障碍，人们才能持之以恒地实施步行计划。

本章将讨论如何最大限度地使人们参与步行计划并保持积极性。此外，本章还将讨论步行应如何着装、与步行安全相关的问题以及如何应对多种天气状况。

舒适度是关键

步行之所以受大众欢迎，是因为它不需要任何特殊的衣服或装备，无论穿什么都可以进行步行锻炼。换上一双运动鞋，就可以从办公室步行回家，或者去见朋友，抑或去学校接孩子放学。当很多人考虑选择何种锻炼方式时，步行这种轻松又简单的锻炼形式就会吸引他们。因此，在建议客户如何选择着装时，要从他们的角度去理解。如果客户本身是步行的狂热爱好者，且想进入一个更高的阶段来提升自己的步行能力，与其讨论技术、装备就能激起他们的兴趣。对于那些只想养成步行习惯的客户来说，跟他们讨论装备就会使他们退缩。如果客户认为着装问题是一个必须考虑的因素，这就会给他们造成另一种障碍，又增加了一个让他们待在家里的借口。对这些客户来说，不用换一套专门的运动服装，随便穿什么都能进行步行锻炼，这样才能更容易让他们运动起来。因此，在讨论运动着装时，我们要强调这只是个人喜好而不是强制规定。

鼓励人们在运动时穿着运动专用服的关键在于它能够减少对身体的伤害，并能增加身体的舒适性从而提高运动表现。例如，穿运动服可以有效防止身体在步行时产生不适感，如皮肤擦伤感。在步行过程中，皮肤与皮肤的不断接触与摩擦，尤其是腋下和大腿部位的摩擦，会导致皮肤擦伤。

此外，研究表明，穿运动服进行锻炼时，会让人们产生一种自信和优越感，而且他们的自我效能感也会增强。在对步行爱好者的调查中发现，其中 45% 的人认为专业服装和装备有助于增强他们的运动积极性[1]。谈及服装，从衣服到鞋子，来看看需要或想要什么吧。

脚

走路时，如果脚感到很舒适，那么身体的其他部位也会感觉很舒适。虽然现在光脚步行和跑步是一种趋势，但穿鞋才是更安全的方式，也会在锻炼中表现得更好。

鞋

如果告诉人们在进行步行锻炼时需要一双专业的运动鞋，那么就会打击他们的积极性。每个人都有自己喜欢穿的鞋子，而且大部分鞋子其实都适合在步行时穿。教练接待的客户目前正在穿的鞋就会是他第一次步行时将会穿的鞋。话虽如此，但当客户需要走得更快、走得更远时，他们自然就会意识到自己需要换一双鞋子了。是否需要换鞋，通常可以通过他们的步态和步速来判断。如果他们走路时感到脚跟受到的力很大，这就表明他们穿的是减震能力差的低跟鞋，但这并不意味着客户必须购买一双昂贵的鞋。苏格兰的一些研究人员[2]曾做过一项测试，测试对象是售价在 80～150 美元的跑鞋，他们发现价格较低的跑鞋和价格较高的跑鞋在运动表现上并没有太大的区别。因此，本章会提供一些关于鞋子特性的参考数据，以帮助想改善步行能力的步行者挑选一双合适的鞋子，特别是那些想把步行当作主要的有氧运动形式的人。

运动鞋和跑鞋。看着运动商店里一整面货架墙摆满了几十双鞋，各种各样的鞋子让人眼花缭乱。篮球、网球、自行车，甚至瑜伽，几乎每种运动都有专业的运动鞋。多功能运动鞋是现在很流行的鞋子，听起来似乎也很适合步行时穿，但它们并非最佳选择。这类鞋通常带有侧向支撑功能，适用于侧向运动较多的运动，如健美操、综合健身和其他以侧向运动为主的运动形式。出人意料的是，跑鞋反而是步行的最佳选择。因为跑鞋更适合以前后运动方向为主的运动，而且跑鞋的鞋跟往往能承受更大的压力，这一特点也是许多步行者需要的。虽然有专门为步行而设计的鞋子（图 8.1），但这类鞋大多数又重又硬。我们发现大多数客户更喜欢跑鞋，我们也是！ 10 多年前，风格简约、低跟、薄底、轻便的跑鞋风靡一时，选择步行鞋时可以考虑这些特点，下面会谈到这一点。

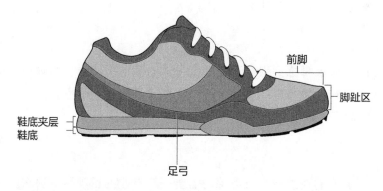

图 8.1　步行鞋结构：鞋底、前脚、足弓、鞋底夹层、脚趾区

　　为了让客户更好地了解各种类型的鞋子，挑选到一双适合自己的鞋子，我们会建议客户去运动鞋专卖店购买。虽然卖运动鞋的店员们可能没有步行方面的专业知识，但他们非常了解市场上各种类型的鞋子。不同体型、不同步态和不同类型的脚对鞋子有不同的要求，所以他们知道什么样的鞋才适合客户。以下是可以与客户分享的一些小技巧，以帮助他们买到适合他们的鞋子。

1. 推荐在傍晚的时候买鞋，因为脚经过长时间的站立和运动之后会增大一些，在脚最大的时候才能买到尺码合适的鞋。

2. 买鞋的时候带一双经常穿的步行鞋，以便店员检查鞋底的磨损程度。因为从鞋子的磨损状况可以判断脚的运动倾向——正常、内旋或外旋，这有助于店员推荐一双合适的鞋子。如果脚过度内旋（呈内八字状）或过度外旋（呈外八字状），就需要有一双合适的鞋来帮助调整步态。

3. 记得带一双袜子，袜子也会影响鞋子的合脚性。试穿新鞋时，穿一双平常步行时穿的袜子。（参见本章关于挑选袜子的建议）

4. 买鞋前必须试穿。运动鞋专卖店的店员都知道试鞋的必要性，所以他们会让顾客穿着新鞋到外面走走，或提供跑步机来测试鞋子的舒适度。

至少，他们会让顾客在店里走几圈。多试试不同品牌的鞋，在两只脚上穿两个不同的品牌，这样就能更清楚地感受哪一只更舒服。如果鞋子有磨脚、不适或者会造成危险的情况，立刻试穿下一双。鞋子是否合适在穿上的那一刻就能感受到，所以不必再进行"磨合"。

鞋跟垫。 跑鞋中的鞋跟垫在前脚与鞋跟之间形成的高度差，可以缓冲脚受到的冲击力，这种高度差被称为鞋跟到脚趾的落差或偏移（图 8.2）。注意，鞋跟与前脚之间有缓冲垫（图 8.1），所以就不会形成落差（图 8.2c）。鞋子的鞋跟到脚趾的高度差较大，减震效果就较好（图 8.2b）；鞋跟到脚趾的高度差较小，减震效果就较差（图 8.2a）。虽然鞋子增加减震功能会让人们在走路时感觉很舒服，但有些步行者却不喜欢穿这样的鞋子，因为他们更喜欢竞走锻炼。鞋跟太高就会在走路时限制脚踝的活动范围，想象一下穿高跟鞋走路的场景就会明白了。所以，鞋跟到脚趾高度差较大的跑鞋就会出现这种情况，不过这个高度差不像高跟鞋那么大。另外，当鞋跟着地时，如果鞋跟处有很厚的缓冲垫，那么施加给脚的冲击力会被这些海绵橡胶垫分散，就会起到减震的效果，这意味在推动身体前进的时候不需要用很大的力量。想想赛车或公路自行车的轮胎，它们的轮胎比普通汽车或山地车的要薄。因为轮胎薄，车的发动机或自行车的踏板就能很轻松地推动赛车或自行车向前进。如果轮胎很厚，就会降低赛车或自行车的速度和灵活性。同样的道理，薄鞋底跑鞋（通常称为低跟跑鞋）可以提高步行的速度和运动表现。步行者是否需要换一双薄鞋底跑鞋，应该循序渐进，在身体不受伤害的情况下再选择更换。尽管如此，对于一些新手来说，具有减震功能的鞋才是他们的首选。

了解鞋跟高低与鞋底厚薄的区别，有助于提高步行者的速度和运动表现，而专业教练需要及时掌握客户的步行能力。如果客户能够控制身体前倾的步幅，承受脚跟着地时的冲击力，那么他们就可以尝试更换低跟薄底的鞋子了。

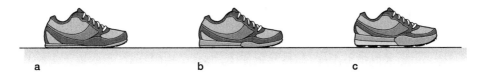

图 8.2 鞋底与落差：（a）薄底鞋，低落差；（b）薄底鞋，高落差；（c）厚底鞋，无落差

前脚。除了鞋跟处有缓冲垫外，前脚也有缓冲垫（跖骨区域，参见图 8.1）。大多数鞋子的前脚部分都很硬，因为这样可以提高运动表现。然而，走路需要更大的灵活性，这样前脚就可以很容易地在整个运动范围内移动，以方便脚趾的推离。因此，新手适合穿减震效果好且前脚部分很硬的鞋子，而且他们也习惯了穿这样的鞋子。随着步行能力的提高，就可以鼓励他们尝试更换前脚减震效果小且不那么硬的鞋子，以便增强脚趾的推力。除非有需要，否则不要轻易地更换鞋子，因为任何小的调整都可能影响步行者的步态，改变脊椎中位线，还会增加运动不适感和受伤的风险。

关于步行鞋前脚部分的最后一点说明：步行者应该穿比平常大半码的鞋，这样才能为脚趾区留出空间（图 8.1），避免在锻炼期间造成肿胀或不适感。

更换鞋子。 鞋子穿久了，它的性能自然会下降，质量也会变差。这是很常见的事情。所以我们一般建议，一双鞋走 300～500 英里的路程就可以更换了。例如，如果每周步行 3 小时，平均每英里 15 分钟，那么 6～9 个月就可以换一双新鞋了。体重大、鞋底磨损较快或磨损不均匀的人，应该经常更换鞋子。如果步行者感觉髋部、膝盖或脚有任何不适的现象，这就说明他们该换鞋了。虽然不知道确切的原因，但很可能是因为鞋子的性能正在下降，无法减震或支撑步态。

袜子

袜子对脚的舒适感的贡献功不可没。当然，鞋子本身非常重要，但袜子对于步行者的体验也会产生很大的影响。脚要尽可能地保持凉爽干燥，这样才能避免在走路时出现擦伤和起泡的现象。袜子的布料推荐选用合成纤维，因为合成纤维的透气性很好。棉质袜子的吸水性很好，但如果步行者的脚出汗太多，汗水便会在鞋子里聚集，脚就会起水泡。在购买鞋子时，顺便也试穿一双袜子，因为袜子的厚度也会影响鞋子的合脚性。如果鞋子的尺码正好，穿太厚的袜子就会挤脚，进而脚会被磨出水泡。相反，如果袜子太薄，脚就会在鞋子里滑动，同样会引起水泡。因此，在试鞋的同时也要试穿袜子，这样才可以找到合适的鞋袜搭配。

冬天，脚不仅很少出汗，还会变得冰冷。厚袜子保暖性好，但需要考虑的是，袜子的厚度会限制脚的活动范围，脚反而不会变得暖和。

可以选择羊毛袜，这种袜子不是很厚，但保暖性很好。羊毛袜的特性就是即使在脚出汗的情况下，保暖性依旧很好。在特别寒冷的天气下，气温低于 14 华氏度（零下 10 摄氏度），可以选择把氯丁橡胶鞋头套在袜子上。虽然氯丁橡胶很薄，但与厚袜子一样，其会影响鞋子的合脚性。

　　无论选择穿厚袜子还是薄袜子，这都是个人喜好。但经验告诉我们，薄袜子虽然不够保暖，但是造成水泡的可能性小。但是许多人更喜欢厚袜子，因为他们觉得厚袜子的减震效果更好。试穿以及购买鞋袜时，试穿鞋子的同时也试穿 2 ~ 3 双不同的袜子，体验一下不同袜子与鞋子搭配的感觉。

　　此外，还要考虑袜子的款式，如刚及脚面的短袜和包住脚踝的长袜，这与个人喜好有关。还有一种很流行的款式是覆盖小腿的压力袜。除非需要穿这种压力袜，或者医生建议穿这样的袜子，否则没有必要专门购买压力袜，目前还没有证据表明穿压力袜步行的锻炼效果会更好。而且，这种袜子通常价格不非。

季节性因素

　　一般来说，一年四季都可以穿同样的鞋子，但也有步行者想在冬天换一双暖和的棉鞋。戈尔特斯面料的鞋子有助于保持脚部干燥，防风面料的鞋子（没有网眼或编织密度大）通常更暖和，带拉链的鞋子可以防雪防寒。注意，有些

保护好脚

　　我们每天都用脚走路，除非脚受伤，否则我们很难注意到它们。不要等到疼痛来袭，才注意脚部健康。在整个运动过程中，脚趾上的肌肉要维持身体的平衡和运动，因此，要保护好它们。健康的双脚和发达的脚踝肌肉能够增强运动表现。下面是一些能够保持脚部健康的小练习，每周可以做 3 ~ 4 次这样的练习。

　　划符号。 坐在高凳或柜台上，双腿悬空，右脚在空中划符号。主要是用脚踝，把脚趾想象成笔尖。左脚重复相同的动作。

　　足尖点地。 坐着的时候，双脚平放在地板上，脚趾抬离地面，接着脚掌抬离地面。可以分成两步降低难度：首先把脚掌放在地板上，保持脚趾抬起。然后放下脚趾。做 1 ~ 3 组，每组 8 ~ 12 次。推荐每天都做一些练习。

　　卷毛巾。 坐在椅子上，把毛巾纵向铺在地板上。从靠近脚的一端开始，用脚趾慢慢地把毛巾卷起来，类似手风琴的褶皱。每只脚重复做 2 次。

拉链鞋可能比较笨重，不够灵活，穿上会影响步态和运动表现。如果客户穿这种鞋会导致脚部疼痛或产生不适，那么就换回运动鞋，随时准备一套干燥的鞋袜，以便在步行后进行更换。人们发现，有时仅换一双更暖和的袜子就足够了，如羊毛袜。如果客户把鞋子存放在没有暖气的房间或车库，鞋子在寒冷的空气中会变硬。建议他们在冬季时把步行需要穿的鞋子放在室内，或者提前半个小时把鞋带进室内。

下半身

进行步行锻炼时，下半身可以选择的服装有很多。天气暖和的时候，可以穿短裤、七分裤或短裙（内衬是短裤的裤裙）。大多数情况下，如何选择取决于个人喜好和舒适度。如果大腿之间会产生严重的摩擦，建议穿紧身的下装，如自行车短裤（没有臀部衬垫），长度到膝盖以下，紧身短裤可以避免皮肤产生摩擦。对于那些不喜欢穿这种暴露、紧身的衣服的人来说，可以在紧身短裤外面在套上一条普通的短裤。

有些人穿紧身裤或紧身衣可能只是为了炫耀身材，但经验丰富的步行者知道衣服的性能和舒适度才是重要的。穿宽松的裤子会很热，尤其是脚踝处收紧的裤子，滞留在布料和腿之间的空气无法排出，并且会产生热气，在冬天穿这样的裤子更合适。但如果布料是棉质的，棉质布料吸汗之后就会变重，甚至变形，还会与皮肤产生摩擦。

合成面料的裤子更贴合皮肤，还可以将汗水从腿部排掉，从而避免了前面所说的问题。在温暖的天气里，合成面料还有助于加速汗水的蒸发以保持身体干爽，让人感到既凉快又舒适。在寒冷的天气里，合成面料还能将汗水从体外排出，使腿部保持干燥和温暖。

运动时穿紧身衣更合适，尤其是下半身，而且穿紧身衣在提高速度以及适应恶劣天气方面很有帮助。例如，当步行者的速度越来越快时，与平常的步行速度相比，穿紧身衣会使他们的脚会更接近身体中线，此时身体也会更加平衡。但是穿脚踝处收紧的宽松裤子就会妨碍这种平衡状态。此外，下雨或下雪时，宽松裤子的裤脚会粘上雨水和雪水，使走路变得笨拙，出现不适感。与压力袜一样，压力衣不是不能穿，但是目前还没有证据表明穿上压力衣可以提高步行表现。所以，即使买了昂贵的压力衣，也无法提高步行效果。

教练可以鼓励客户试穿对步行有帮助的裤子或紧身衣，但同时要尊重他们的个人喜好，尊重他们自己的决定。因为每个人对身体及心理舒适度的感受不同，而且每个人对步行锻炼的预算也不同。

　　当天气变得更冷时，叠层裤子会产生空气层，穿上会更保暖。这种裤子在夏天穿很热，但随着温度的降低，选择这种裤子就更为合适。防风面料的裤子就能产生额外的空气层，从而增加保暖性。

上半身

　　就像下半身一样，上半身的着装选择也有很多，可以选择穿衬衫（背心、短袖、长袖）、套头衫（连帽衫、拉链衫）和夹克。同样，选择哪种类型也只是个人喜好问题。下面讨论的是上半身服装的性能和安全性。

运动内衣

　　一般情况下，穿普通的内衣对大部分女性来说不会有什么问题，走路时胸部不会发生剧烈晃动，但对于那些会在运动中感到乳房疼痛的女性（超过一半的女性会产生这样的问题）来说，她们应该考虑换一件运动内衣。穿着合适的内衣可以消除胸部的疼痛感。英国研究人员曾对 70 名女性进行过测试，测试对象的胸部尺寸从 A 到 F 不等，他们发现穿独立杯型的包裹式内衣最能减轻因运动而带来的胸部疼痛感 [3]。这项研究得出运动内衣具有一定功能的结论，因为它可以有效防止胸部在运动时产生的不规则运动。胸部尺寸大于 D 罩杯的女性应该选择能够提供更多背部支撑的宽肩带内衣。运动内衣通常采用柔软的织物面料，以免造成皮肤摩擦。

衬衫

　　挑选裤子的原则同样适用于挑选衬衫。一件吸水性好的合成纤维面料紧身衬衫，能吸收身体的汗水，在高温天气里帮助身体降温，在寒冷天气里保持身体温暖。随着气温的下降，选择叠层衬衫会产生空气层，可防止热量散失。

　　对于那些注重防晒的人来说，选择面料中添加了防晒材料的衣服比较合适，这种衣服像防晒霜一样具有防晒的功能。紫外线能穿透普通衣物上的小孔，但特殊的防晒面料可以阻挡紫外线。只有购买防晒系数大于 30 的衣服，才能阻挡大部分有害射线伤害皮肤，大大降低皮肤被晒伤的风险。若不想购买防晒衬衫，可以考虑穿颜色鲜艳的衣服，深色面料比浅色面料更能遮挡阳光。由于黑色和红色的衣服容易吸收长波紫外线和中波紫外线，所以我们要避免选择这两种颜色。此外，在穿衣前，清洗衣服可以缩小衣服纤维之间的空隙，同样可以达到减少阳光直射到皮肤上的目的。

夹克

随着天气逐渐变冷，叠层衬衣的保暖性不能满足需求，此时必须考虑穿夹克。夹克的类型很多，我们都可以选择，但贴身的夹克能让手臂以及肩关节活动更方便。此外，许多贴身的夹克采用合成面料，这种面料有助于排出汗水，保持身体的干燥和温暖。在较冷的情况下，由于排出的汗水汇集在衣服的表面，此类夹克可能会出现结霜情况。

在寒冷的天气进行步行锻炼的最大挑战是如何战胜畏惧寒冷的心态，只要能够克服怕冷的心态，一旦开始锻炼，就能产生热量，身体便不再感到寒冷。这促使一些如兜帽、脖套和加长衣袖等御寒衣物的出现。当锻炼时身体暖和起来了，就可以摘下兜帽、脖套，加长衣袖也可以卷上去。许多夹克还带有排气拉链，通常设计在腋下。在热身时可以拉开拉链，在运动结束时拉上拉链。如果生活在经常降雨的地区，可以选择防水的夹克。

头部和颈部

帽子

一年四季都可以戴帽子。在温暖的天气里戴一顶棒球帽，可以保护眼睛不受阳光和雨水的伤害。当太阳光很刺眼或者下雨时，戴着棒球帽不必低头也可以免受阳光或雨水的伤害。在高温下戴一顶打湿的帽子则可以提神。合成纤维面料的帽子与同等面料的衬衫和裤子一样都具有保暖效果。虽然人们曾认为运动时戴帽子有危害，但是现在并不这样认为。大多数人会在寒冷的天气里戴一顶暖和的帽子来保护耳朵，随着温度的降低，帽子可以保护耳朵免受冻伤。

如果不想戴帽子，还可以选择头带和遮阳帽板。头带不仅可以保护耳朵，还可以为佩戴助听器或植入了人工耳蜗的人提供防水保护。对于那些认为戴帽子太热但又想防晒的人来说，在夏天的时候也可以选择戴遮阳帽板。

脖套

我们注意到在寒冷的天气里，步行者的脖子露在外面，他们在步行时就会缩头缩脑，不利于锻炼。但是选择戴头套或脖套（也被称为头巾）就可以解决这个问题，脖套可以拉到下巴和鼻子上方来保暖，头套可以包裹头部和脸部，只留出眼睛、鼻子和嘴巴部分；或者可以选择戴围巾。在干燥、寒冷的天气里步行，隔着脖套、头套或围巾呼气，再吸入的就是温暖、带有水分的空气，这对患有哮喘或心脏病的人特别有帮助。此外，这种温暖、湿润的空气也有助于保持鼻子和脸颊的温度，进而避免面部被冻伤。

设有竞走项目的比赛

案例研究

特拉华和某运河国家遗产廊道是一个多元化的组织机构，致力于保护宾夕法尼亚州东北部山区向费城延伸的 165 英里多用途道路及其文化和自然资源。该机构的主要筹款项目之一是在 D&L 沿线举办全程马拉松和半程马拉松比赛。2014 年，该组织取消了全程马拉松比赛，而在半程马拉松比赛中增设竞走项目。他们聘请米歇尔优化新增的竞走项目，希望能够吸引更多竞走爱好者参加。

米歇尔在此方面有丰富的经历，《预防》杂志举办的马拉松竞走比赛由她一手创建，而且她负责这一项目已有 5 年的时间了，她参加过全国性的各种竞走比赛，曾与数百名竞走者互相探讨经验。因此，她对创建一个适合竞走爱好者参与而且体验感极好的半程马拉松比赛胸有成竹。D&L 的领导们十分看好米歇尔，既然开设了竞走项目，他们就希望把它做好。更重要的一点，就是必须平等对待竞走者和跑步者，两个项目的经费要相同，不能厚此薄彼。即使是最后一个到达补给站的竞走者，也要保证有充足的水和运动饮料，最后到达终点线的竞走者，也要有热腾腾的食物和饮料。

D&L 半程马拉松比赛的时间限制是 4.5 小时，任何人都可以参加这项半程马拉松比赛。像跑步项目一样，竞走项目也会根据年龄段设置奖项。这在原本就设有竞走的比赛中，也是十分罕见的，因为参赛者走完全程相当困难。除了提醒竞走参赛者必须以走的方式（不能跑）完成比赛，每位参赛者还要佩戴一个围兜，以便区分是哪个项目的参赛者。有一部分参赛者是可以在特定的时间内到达终点的。此外，还添加了一项竞走 - 跑步类型的项目，参赛者可以通过跑步与竞走交替的方式来完成比赛。同样，参加竞走 - 跑步项目的参赛者也会佩戴专用围兜，以区别于竞走项目的参赛者，从而也确保了竞走项目的参赛者无法投机取巧拿到奖励。

做出这种调整的目的是吸引更多人参加，因为很多人不愿跑步，相比之下，走路更容易。竞走项目的开设，吸引了来自全国各地的竞走爱好者，为这一活动增加了大约 200 名参与者。

有关详细信息，请访问相关网站。

轻薄的脖套也可以在夏天蚊虫较多的时候使用。用它盖住鼻子和嘴巴，就不会吸入小虫子了！

安全措施

虽然从个人的舒适度出发，能保证人们享受步行的乐趣和提升他们的积极性，但必须把安全放在首位。下面这些提示可以检验是否考虑到了安全性。

水合作用

无论什么时候锻炼，随身带水都是不错的选择。在温暖的天气里进行短距离步行，出发之前补充点水分就足够了。对于超过 60 分钟的锻炼，特别是在极冷或极热的干燥环境下，一定要鼓励人们带水。不过，即使锻炼时间很短，也不要一只手负重，否则会因手臂负重不同而影响步态，导致身体或肌肉的不平衡进而造成受伤，因此，我们不推荐用手拿着水瓶。可以选择带一个腰包，把水瓶装在腰包里，在大多数体育用品商店都能买到腰包。无论把腰包放在身前还是身后，都不会影响手和手臂的自由摆动。就水杯本身而言，也有很多种选择。如果购买塑料水杯，材质要选择不含 BPA 的。无论装热水还是冰水，保温材质的水杯都是不错的选择，天气热的时候。倒入冰水不会变热，天气冷的时候，倒入热水也不会变凉。

能见度

虽然步行班的人数控制在了安全的范围内，但如果在清晨或傍晚这样光线不好的时间步行，会给步行者带来危险。甚至驾驶员们也经常会抱怨，他们无法看清道路上是否有步行者出现。因此，建议每个人都想办法让自己容易被看到。研究表明，行人越容易被辨认出，行人就越安全[4]。

要想被别人清楚地看到，有两个办法：穿反光衣或佩戴灯光装置。如果穿了反光衣，汽车前灯照到衣服时就会反光，驾驶员就能注意到路上的行人。帽子、衬衫、夹克、裤子、鞋子、袜子、手套和背心都可以加入反光材料，或者在衣服上贴上反光条。注意，带有反光材质的衣物只有在光线照射时才会反光。如果汽车没有开前灯，或者前灯没有照到反光材料上，反光衣就不会反光。

第二种选择是佩戴灯光装置。灯光的颜色可以是红色、白色或琥珀色，可以选择稳定的光源或闪烁的光源。如果佩戴在身前，就选择白色或琥珀色的灯光；如果佩戴在身后，就选红色或琥珀色的灯光。这几种颜色模拟的是车辆的标准灯光色，能够最大限度地被别人看见。现在很多照明灯采用的是可充电的电池，步行之前充好电，以便步行时能正常使用。如果用的是不可充电的电池，一定要确保有充足的备用电池。

建议穿反光衣的同时也佩戴灯光装置，因为如果只穿反光衣，车辆靠近时，车灯照到反光衣上，驾驶员才能发现行人。但是有灯光的话，驾驶员从远处就能看到那是一个人而不是路标或其他车辆。总之，身上的发光物越多，就越容易被驾驶员看到和识别。研究发现，驾驶员更容易辨别移动的物体。因此，请在身体的移动部位穿反光衣服和佩戴灯光装置，如手上、胳膊上、腿上和脚上。

无论是在城市、郊区还是在农村，即使在白天，穿亮色的衣服也是一个好主意。

中暑症状

如果体温突然异常升高，那说明中暑了。应该及时做出处理，如果处理不当会有致命的风险。运动时易突发中暑现象，教练应该熟悉以下中暑的症状。

1. 昏厥。
2. 头痛。
3. 头晕。
4. 停止出汗。
5. 皮肤发红、发热、干燥。
6. 极度疲劳。
7. 肌肉痉挛或肌无力。
8. 恶心、呕吐。
9. 心率加快。
10. 呼吸快而浅。
11. 精神涣散。
12. 神志不清。

如果有人出现上述症状，将其转移到凉爽、阴凉或有空调的环境中，寻求医疗救助。如果条件允许，在等待医疗救助的同时，给他们提供一些冰镇的饮料，并且在他们的腋窝、腹部、颈部和背部敷冰袋，或者让他们浸泡在冷水中。

虽然目前还没有有关跑步者、步行者和骑自行车者最佳着装颜色的专门研究，但美国国家安全标准（ANSI/ISEA 107-2010）对高能见度服装和头饰有相关的规定：从事高危工作的工人必须穿荧光黄绿色、荧光橙红色或荧光红色的服装。荧光黄绿色在白天较容易观察到，而荧光橙红色和荧光红色在晚上更明显。

在乡村的公路上，驾驶员们不希望在路上撞到行人。如果在黑暗的情况下锻炼，穿亮色的衣服或者仅穿一件亮色的安全背心，就能提醒驾驶员——行人和他们在共用一条路。在没有人行道的郊区，必须过马路时，亮色的衣服（如果马路上有灯）也能让司机在车开出车道时注意到行人。海上经常使用粉色霓虹灯，这种灯光的能见度也很高，所以也可以使用这种灯光。

全年室外锻炼

虽然有些人很幸运地生活在温带气候地区，运动时所受气温和降水的影响很小，但我们大多数人会经历冷热、暴雨、冰雹、雪、雷电等天气。比较不错的是，季节的变化能让我们体验景色变化的美妙：春天的新芽；夏天的天空和鲜花；秋天的缤纷落叶；冬天的雪景。前面已经谈过安全性和服装的问题，现在来快速了解一下，随着温度和降水的季节性变化，锻炼时应该怎样应对。

当天气极端寒冷或炎热时，要改变锻炼模式，这是一个涉及安全的问题，也关乎步行者的舒适度。热身方式、锻炼模式和拉伸活动都需要进行相应地调整。

永远把安全放在第一位。如果开车去上课太危险，走路去上课可能会摔倒在冰上或被冻伤，或者因为空气质量差或寒冷的空气而无法呼吸，人们就会取消课程。但总是向困难妥协的话，不利于锻炼的积极性。

寒冷天气

许多人不喜欢在寒冷的天气里锻炼：气温低于 32 华氏度（0 摄氏度），他们就会在待在室内不出去。教练的工作是指导他们如何在寒冷天气下锻炼，保持温暖，让他们体会锻炼带来的愉悦！

服装

在寒冷的天气里，保暖性好的服装种类繁多。理想的情况下，冬衣要选择吸汗效果好的面料，这样皮肤就能保持干燥。

　　保持皮肤干燥有助于保暖。一些高科技面料能把身体、头部、手、脚产生的湿气排出，面料里的气囊将热量保持在身体周围。如果人们开车去上课，建议他们准备一套干净的衣服和鞋子放在车里，这样就可以在锻炼后换上。

冻伤

　　如果温度降到零摄氏度以下，裸露的皮肤就会被冻伤。油性的护肤霜，如凡士林、乳木果油或蜂蜡，涂在裸露的皮肤上可以防止冻伤。此外，也要保护眼睛，可以建议步行者使用眼镜或滑雪护目镜。如果可以，最好让步行者结伴而行，这样就能互相检查彼此是否有冻伤的迹象：皮肤最先会感到刺痛，接着变红，最后会失去血色变得发白。如果皮肤失去颜色，同时也会失去知觉。及时互相检查对方的皮肤上是否出现白色斑点，这就能体现步行时结伴而行的重要性。如果出现白色斑点，必须立刻覆盖起来，尽快到一个温暖的地方。冻伤会永久性地损伤皮肤，严重时需要截肢，鼻子、手指、脚趾都有可能被截掉。如果喜欢在冬天步行，那么必须重视冻伤会引起的危害。

抓冰鞋套

　　积雪如果被压实，走路会容易很多。尽管如此，步行者仍有滑倒的危险。抓冰鞋套的种类有很多，不论哪种类型都可以套在普通的鞋上，它通常以钉子、链子或金属绑带等形式覆盖鞋底。这样走在积雪上，鞋底会抓住软冰或积雪从而产生较大的摩擦力达到防滑的效果。有的鞋的鞋底自带小钉，使用的就是这个原理。这样的鞋可以防止人们滑倒，甚至可以帮助人们加快步行速度，使他们在步行时保持温度，而不受滑倒的困扰。

　　硬冰或黑冰对抓冰鞋套来说是一个挑战。地面结冰会使走路变得特别危险，套上抓冰鞋套也不能防止滑倒。因为鞋底的抓冰装置需要抓住一些东西才能让人走得平稳，而黑冰太硬，鞋底无法抓住任何动东西。所以，小心黑冰，避开它们。

　　抓冰鞋套在室内使用非常危险，特别是在瓷砖或花岗岩地面，因此，千万不要在室内穿。教练可以给人们提供一些现成的抓冰鞋套，因为它们可以搭配各种尺寸的鞋子。李教练在她的车里存放了一些抓冰鞋套，并提供给步行者。她发现，人们在鞋上装了抓冰鞋套之后走路会变得很自信，步态非常稳，而且还很享受在仙境般的冬日步行。

如果住在一个冰雪覆盖的地区，就鼓励人们在步行时带上自己的抓冰鞋套。可以将他们放在口袋里，等需要的时候再装上。

课程调节

在寒冷的天气里，鼓励所有步行者保持一个让他们感到温暖的步调。当速度较快的人放慢脚步与那些速度较慢的人聊天时，他们的四肢会有冻僵的危险，提醒他们尽快让自己恢复温暖；如果他们走得太远，提醒他们回到团队中。动态热身时动作要有足够的力度，让身体储存一些热量。全班同学要时刻保持运动状态，尽可能不让自己的体温下降，大量出汗或停止运动时，体温就会急剧下降。请在长时间运动过后适当进行拉伸，或者减少运动时间。如果有室内区域可用，可以进入室内再进行拉伸。

高温

炎热的天气会带来很多危险，有时仅靠脱衣服是无法解决这些问题的。

水合作用

如前所述，时刻备着一瓶水是有必要的，当温度超过 70 华氏度（21 摄氏度）时，适当饮水很重要。请带一些水或者一些功能饮料去上课。教练有责任告知学员饮水机在哪里。

核心温度

即使身体有足够的水分，体温依然会升高。当步行者的核心温度高于 98.6 华氏度（37 摄氏度）时，就会引起中暑。了解中暑的症状（参见本章前面的"中暑症状"部分），并立即将患者带到凉快的地方，喝一些冷饮。

防晒

当太阳很大的时候（有时温度不高但是很晒），查看紫外线指数，建议在上课前涂抹防晒霜或喷防晒喷雾。

虫子

随着温暖的天气到来，虫子也会越来越多，如果被虫子叮咬可能会生病。提醒学员在身上喷一些防虫喷雾或穿防护服，尤其是在树林或草地步行的时候。当穿过树林或草地后，每个人都应该检查自己身上是否粘有蜱虫。

课程调节

在高温天气里，就没必要暖身了。相反，这时需要帮助学员在运动时学会适应高温。

如果阴凉可以缓解高温带来的不适，那就在阴凉的地方步行。但如果空气湿度很高，阴凉处就会让人无法喘息。无论湿度如何，在高温天气下，锻炼时应该留出较长的恢复时间，因为心脏会被高温压得喘不过气，请牢记这一点。口头提醒学员注意自己的身体状况。如果他们不需要休息，也没什么问题。如果大多数人都不想在课间休息，这可能是一个信号，教练应该考虑缩短课时或增加一些恢复练习，如阻力带练习（参见第 5 章相关内容）、静态力量练习或平衡练习。米歇尔会在大热天带一个小球步行，边走边抛，可以顺便锻炼眼睛与手的协调性和平衡性。

我们必须严肃对待高温天气，特别是在高湿和雾天的情况下。在这样的天气状况下健身，身体承受的压力在很大程度上会抵消健身所带来的愉悦感，因此，一定要注意天气预报。在 17 年的户外步行课程中，李教练很少取消课程，一般她会在高温、潮湿和雾天这"三种警戒"天气下取消课程。

降水

每个人都喜欢晴空万里的日子，但总会有下雨天。雨过天晴之后，就会出现彩虹。如果坚持在恶劣的天气下步行，有可能欣赏到别人看不到的风景。人们在降雨天往往会选择待在家里，或许有一些人喜欢在降雨天步行。无论学员喜欢不喜欢在降雨天步行，对教练来说，都要微笑着迎接每一个来上课的学员！

降雪

在下雪天步行，人们会对美丽的雪景赞不绝口。李教练会在下雪的时候出门，她也鼓励人们在下雪时锻炼。想象一下在纯净的雪地上步行，然后回头看踩在雪地上的脚印，多么美好的场景。这些整齐的脚印还能显示步长，可以当作一个既美观又实用的教学工具！

尽管如此，下雪还是会引起安全问题。刚下雪的时候地面会很滑，特别是在雪水迅速结冰之后，因为地面上会形成黑冰。如果上课时开始下雪，提醒学员步幅小一点，重心放在脚上，即使滑倒了，受到的伤害也会减小。积雪很厚时，要及时改变步幅，大步向前迈进，这就变成了另一种锻炼方式。在雪地上步行，相当于在平地上步行 4 倍的运动量。

降雪也会影响能见度。建议学员穿颜色鲜艳的衣服上课，而且要远离过往车辆。驾驶员们可能看不到行人，而且即使他们看到了，在雪地上刹车时可能会打滑，无法及时避开。

有时候，加拿大会持续几个月都在下雪，到处都是皑皑白雪。但是并非所有道路上的积雪都会被清理干净，这就减少了步行路线的选择。通常李教练会找一个没有积雪的公园或坡路，在每年下雪的时候开设山地健身课程。在寒冷的天气里，爬山能让人们暖和起来！起伏的山路有很多变化，可以让人们感受不同的乐趣（参见第 5 章相关内容）。

降雨

虽然下雨造成的影响不如下雪的大，但下雨同样会影响能见度。建议穿颜色鲜艳的衣服，以时刻提醒班上的同学，并随时嘱咐他们遵守交通规则。同样要注意的是交通问题，下雨同样会让地面变得很滑。淋雨会让人感到寒冷，尤其是在课程快要结束的时候，一定要带领他们做一些温和的拉伸运动。如果教练知道可能会下雨，建议学员带一套干净的衣服以便在下课的时候可以换上。如果下雨时还伴有闪电和雷鸣，就表示不能继续上课了。

下小雨并不需要改变课程计划，但下大雨就不一样了。在下大雨的情况下，我们通常会缩短课时，因为雨水会浸湿鞋子，脚泡在湿鞋里行走就会导致水泡。我们建议在雨天进行更为紧凑的间歇训练，例如，山地重复训练和竞争性训练，这种类型的训练和长时间的训练在效果上是一样的。而且学员更容易在这样短时课程中取得成就感，在短时间内就能达到晴天长时间的训练效果。

无论是鼓励步行者找到适合自己的运动装备，还是克服极端天气，都需具有一些创造性的思维和坚持不懈的精神。下一章将探讨如何让步行者获得成功，无论他们是新手，还是想通过锻炼提高身体素质的学员，所有可能的情况都要考虑在内。

参考文献

1. Duvall, J. and DeYoung, R. 2013. "Some Strategies for Sustaining a Walking Routine: Insights from Experienced Walkers." *Journal of Physical Activity & Health* 10(1): 10-18.

2. Clinghan, R., Arnold, G.P., Drew, T.S., Cochrane, L.A., and Abboud, R.J. 2008. "Do You Get Value for Money When You Buy an Expensive Pair of Running Shoes?" *British Journal of Sports Medicine* 42(3): 189-93.

3. White, J.L., Scurr, J.C., and Smith, N.A. 2009. "The Effect of Breast Support on Kinetics During Overground Running Performance." *Ergonomics* 52(4): 492-98.

4. Tyrrell, R.A., Wood, J.M., Owens, D.A., Borzendowski, S.W., and Sewall, A.S. 2016. The Conspicuity of Pedestrians at Night: A Review. *Clinical and Experimental Optometry* 99: 425-34.

第9章

适合所有人的运动

　　步行对很多人来说是一种十分便捷的锻炼方式，对久坐不动的人来说更是如此，所以有很多人选择步行课程，包括步行新手或有一点运动基础但想要尝试步行的人。此外，对于那些不同健康状况的人来说，步行是一项容易实现的活动，甚至可以进行间歇步行训练。无论属于哪种健康情况的人，他们都将从步行初级课程中受益。教练可以把运动经历和健康状况不同的人放在同一个班级里。

　　步行初级班是一个很好的入门选择，可以让人们了解都有哪些步行运动方式。建议适当地提醒一下客户，学习一种新的步行技巧需要花费一些时间。每个人从学会走路开始就一直在走路，我们的大脑和肌肉已经建立了良好的步行机制。每个人都有独特的步态，而这种步态的形成不仅与自身有关，还与其他一些因素有关，如工作、受伤史、性别等。那些久坐不动的人能在很短的时间内感受步行的好处；对于那些已经适应了其他运动的人来说，可能需要更长的时间才能体会步行的好处。因为他们要先掌握一些步行技术，待达到一定的水平之后，才能看到自己身体的改善，特别是在心肺功能方面。

　　有一些特殊的人群，步行为他们提供了一种更为现实的锻炼方式。我们会谈到几种可能性，但是任何来上课的人都应该填写一份健康调查问卷（参见附录B），以便教练能充分意识到客户会有哪些潜在的健康风险。如果教练不熟悉某些特定的健康风险，询问客户是否曾经从健康专家那里获得过任何关于锻炼的具体建议。例如，李教练曾经和一位新客户一起步行，这位客户因为自身免疫性疾病在步行的过程中会导致口腔极度干燥，需要定期喝水。李教练虽然不了解这种疾病，但她知道客户需要不断地补充水分。尽管客户完全有能力满足自身的需求，但这是一个潜在风险，李教练需要对客户进行更多的了解，警惕客户出现身体不适、疲劳或呼吸困难的迹象，必要时降低对客户的训练要求。

跟踪每日步数

众所周知，每天走 10,000 步对健康有好处，所以客户很有可能每天都在计步，或者他们正在考虑这么做。那么教练应该给他们提出什么建议呢？

虽然每天走 10,000 步可能会让步行者感到身体更健康，但是要让他们知道 10,000 步不是一个神奇的数字，设置这个数字只是希望能够激励他们每天多走一走。根据在《加一号》杂志上发表的一项研究显示，研究者对久坐不动的澳大利亚人进行了 4 年的跟踪调查，当他们每天的步行数增加到 10,000 步时，与那些依然久坐不动的人相比，死亡率会降低 46%[1]。然而，并不是每个人每天走 10,000 步就足够了，如果每天在 10,000 步的基础上增加 2,000 ～ 3,000 步可能效果会更好。因此，在计步器或活动跟踪器上进行适当的投资还是值得的。多项研究表明，计步的人每天可以多走 3,500 步[2]。

由于工作需要，那些从事护理等工作的人每天的步行量都超过 10,000 步。如果这些人想要通过步行改善身体状况，就必须每天走得更多才能看到明显的变化。有的人一天也许最多走 3,000 ～ 4,000 步，所以 10,000 步对他们来说似乎要求太高。为了帮助客户找到适合他们的步数目标，建议他们以自己每天的最大步行量为最低标准。这么做的目的是让他们完成日常的步行量，而不是超过日常的步行量。如果他们在工作日能够完成自己的步行目标，那么最好在休息日也定一个标准。至少跟踪两个工作日和一个周末的步行量作为参考，一旦有了最低目标，就鼓励他们在下一周增加 1,000 ～ 2,000 步。然后等到下下周，再提高 1,000 ～ 2,000 步。每周都增加步行量，直到平均每天的步行量达到 10,000 步。如果把减肥当作自己的目标，那么每天走得越多，效果就越明显。

请记住，数量并不代表强度，走得多不代表强度大。鼓励客户每天在规定的时间内完成一定的步行量，如 30 分钟完成 3,750 步，保证他们的步行量以一定的强度完成（参见第 3 章，以获得步数建议）。

特别要注意疼痛问题。许多人都会在某个时候有肌肉或者关节疼痛的感觉，通常情况下，疼痛会自行消失。如果疼痛一直持续，就是不正常的现象。（参见第 3 章 "运动应该是什么感觉？"）如果有人一直感到疼痛，建议他们去找健康专家来解决这个问题。

虽然教练可能想要为某些人提供一些单独的指导，但根据我们的经验，很多人不想要被特殊对待，尤其是他们不想在课堂上被单独挑选出来。要相信，如果一个人对步行课感兴趣，就表示他们能够克服困难，有信心和能力完成这一课程。步行可以帮助人们提高耐力，也能让人们对潜在的危险保持警惕，是一种适合大多数人的锻炼形式。

初级班

　　学习一些实用的步行技术，步行者将会获得更好的步行体验，开设步行初级班的目的就在于此。另外，步行初级班一般还会提供学习基础间隔训练和循环技术的机会（参见第 5 章的"循环练习"）。即使是身体非常健康的参与者，在上完这样一节课或一系列课程之后，也能得到更多的收获。如果人们对步行初级班感兴趣，但没有时间参加，可以建议他们尝试一些定时的步行锻炼课程。如果他们喜欢定时课程，可以一直续课，通过一些练习可以掌握基本的步行技术。如果客户有时间，还是建议他们参加初级班，这样才能更全面地了解步行技术。

步行技术

　　第 4 章提到的用来提高步行技术的 4 步渐进法应该包含在初级班的课程中。根据人员、季节、位置等不同的因素，有许多因素和方法可以作为初级班的考虑因素。例如，提供一个 2 小时的练习班，在短时间内覆盖 4 个阶段。或者提供一项 4 周或 8 周的初级班，每节课 45 分钟或 60 分钟，每周介绍一项技术，让学员们在下课后或下节课之前练习这一项技术。对于只能用午餐时段来上课的人来说，这可能是理想的方式。

基准步行

　　基准步行是指在设定的距离上计时，或者在设定的时间内计步，以此来观察他们是否进步。我们建议将基准步行作为初级班的一部分，因为它不仅让参与者的进步变得清晰、具体和有意义，还可以让他们通过学习一种或多种步行技术，了解步行速度是如何提高的。在课程开始前先进行热身，之后再进行一次基准步行，在课程结束后与拉伸之前再进行一次基准步行，经过一节课程的训练，步行技术会有所提高，这样学员就会产生一种成就感，自信心也会提升。这些年来，我们指导了数百名客户，只遇到过一位行动迟缓的客户，但她取得了另一个对她来说更有意义的成功。详情参见第 4 章。

　　我们建议在初级班中进行基准步行，但要避免采用同样的起始位置。这对那些刚开始步行的人来说可能会有压力，因为这给人的感觉太具有竞争性了，所以，让每个人选择一个不同的地方作为起点，在自己的起始位置旁边留下一根小树枝作为标记，或者带一盒彩色粉笔，在人行道上画出标记。如果授课的地方不常下雨，粉笔标记不能被雨水冲刷，可以考虑在起始位置放置石头或其他物体来代替粉笔。

从起始位置开始，尽可能快地走 30 ～ 45 秒，然后在地上放一个物品进行标记，或者用粉笔标记。在学习到一定程度或者全部的步行技术之后，开始反复练习，直到能在相同的时间内走得更远。这是一个带有激励性质的步行方法，可以让人们在第一课就能获得成就感，同时也能看到良好的步行技术的价值。

基准步行可以在每节课上使用，也可以在一年中定期安排的课程中使用。对步行者的步行数据进行一段时间的跟踪，能够很好地向参与者展示，他们参加定期步行课程能够获得价值。如果他们感到气馁，进行基准步行能够激励他们继续坚持，因为每个人其实都在进步。例如，在一节课程中，可能每周来上课的学员都相同，那么这些人都能在 8 周的课程之后取得进步。无论参与者本来的速度怎样，最后都能走得更快，但速度较慢的人自己可能意识不到这一点，因为他们仍然落后于速度快的人，但其实与之前相比，他们的速度的确有所提高。记录下来的数据能够客观地反映参与者的速度变化，而且速度慢的人往往进步得更快。如果计划在整个课程期间或者以 6 个月为周期进行数据分析，要注意记录时间而不是距离。采用固定的路线以便可以返回同一起点，如一条小路、公园中的环路或一条道路的特定路段。我们认为把距离设定为 1 英里较为合适。

速度间歇训练

即使是在初级课上，也可以让参与者做一些速度间歇练习，这样的练习不仅有趣而且很有帮助。训练步行速度有助于人们了解如何将步行技术运用到实践之中，也能很好地向他们展示步行技术是如何提高速度的。最后，在初级班中做速度间歇训练可以适当加快参与者的心跳，让他们感受到剧烈运动所带来的刺激！

下面是一些速度间歇训练的具体示例，有助于提高参与者的步行技术。在每个间歇训练开始时，让参与者尽可能快走的同时，也要注意特定的步行技术（参见第 4 章阶段 2 和阶段 3）。4 个间歇为一组，重复 2 ～ 3 次，具体做多少取决于参与者的接受度。如果他们能够很轻松地完成，那就重复 3 次。

1. 30 秒：脚跟着地（脚趾向上）、直腿落地。

2. 30 秒：臀部收紧。

3. 30 秒：缩短步长、加快双腿转换（加快腿部节奏）。

4. 30 秒：肘部后摆。

如果是 6 ~ 8 周的初级班，那么每周只介绍 1 ~ 2 种步行技术就足够了，或者只专注教一项技术，如弯臂，每个间歇都进行重复练习。教练可以把一些步行技术加入第 5 章提到的恢复间歇训练中。

老年人

确切地说，任何 65 岁以上的人都可以称为老年人。但我们发现这个数字具有一定的欺骗性，因为年轻是一种心态，许多 65 岁以上的人在步行方面比年轻人做得好。所以，如果人们加入李教练的课程，她不会问他们的年龄，有时候她会偶然得知某些人的年龄，她会感到很惊讶，因为他们看起来比实际年龄小 10 岁或 15 岁。

但是，即使是身体健康的老年人，也会出现一些常见的身体状况，下面提到的所有因素都应该被包含在健康调查问卷中。

高血压。许多 50 岁以上的人，尤其是体重略微超重的人，一般都患有高血压，需要服用药物治疗，通常他们的家庭医生还会建议他们进行一些锻炼。目前的降压药物超过 450 种，包括利尿剂、受体阻滞剂、血管紧张素 Ⅱ 受体阻滞剂、钙通道阻滞剂等，这些药物的种类和作用不尽相同，其中一些可以人为地降低心率。因此，要询问参与者是否正在服用一些控制血压的药物，如果答案是肯定的，那就继续询问他们是否得到了医生的许可，可以在一定的心率下进行锻炼。注意参与者在训练时，是否出现面部过度发红、出汗和重度呼吸短促的现象，这有可能是心肺超负荷的前兆。

青光眼。开角型青光眼的特征是视神经受损，常引起高眼压，多发于 65 岁以上的人群。医生可能会建议患者每日滴眼药或者进行手术，但这都不能完全治愈青光眼。一般情况下，医生会建议患者要始终保持头部不能低于心脏，因为头部低于心脏时，眼部的压力会增加。如果这些患者在步行课上做力量训练或伸展动作时，请记住务必保持头部高于心脏。此外，这些患者在进行力量训练时，如果屏住呼吸可能会增加眼压，类似高血压。请反复提醒他们，一定要保持顺畅的呼吸，特别是当他们在课上做力量训练的时候。

骨质疏松。随着年龄的增长，人们一般都会出现不同程度的骨质疏松，这种情况很常见，特别是那些体重很轻、个子较小的人。负重运动（特别是快速间歇步行）可以增强骨密度，但要记住，骨密度小的人如果不小心跌倒或者运动过度，那么他们骨折的风险可能更大。

腿部和足部的慢性疾病

长期进行跑步或步行运动时，膝盖、背部和足部就会受伤或者出现一些问题。第 4 章讨论了如何通过良好的步行技术来加强腰背部以及膝盖的肌肉。如果腰部或膝盖出现了问题，则需要根据自身步行程度保持最佳步行状态。在间歇训练（特别是自我竞争训练）中，很容易就会发生运动过度的情况，从而使身体受到一定的影响，受伤的风险也会增加。如果参与者在任何关节（包括背部、髋部、膝部或脚部）上遇到反复出现的问题，建议他们去看健康方面的专家。身体出现疼痛或不适的现象很正常，通常有办法解决，以便人们可以继续舒适地进行步行锻炼。

脚伤是一个严重的问题，因为想要恢复，需要进行长时间的休息，但很多时候，我们很难让脚得到足够的休息。我们在课堂上经常会遇到两个典型的问题——拇囊炎和跖筋膜炎。

拇趾囊肿胀

拇趾囊肿胀是指脚趾底部的骨质隆起，大脚趾偏离正常状态向其他脚趾倾斜的一种疾病。如果做一些会给脚趾施压的活动，就会给脚趾带来极大的疼痛感。而且，患有拇趾囊肿胀的人很难找到合适的鞋子。

在《科学地研究瑜伽那点事儿：优缺点杂谈》一书中，威廉·J. 布罗德谈到了纽约市整形外科医生洛伦·菲什曼所涉及的一些工作。菲什曼建议患有拇趾囊肿胀或具有这种病症特征的人，每天做一做这样的动作：把大脚趾从第二个脚趾上拉开，让它回到原本的位置。每天重复这个动作，每次停留 20 ～ 30 秒。如果这样做能够避免做手术，为何不尝试一下！

治疗拇趾囊肿胀的过程非常痛苦，至少需要 4 ～ 6 周的恢复时间。但治疗恢复之后，很多人是可以进行步行锻炼的，甚至有的人可以参加步行马拉松比赛。

跖筋膜炎

跖筋膜炎是指支撑脚底的结缔组织发炎引起的疼痛，其特征是脚跟疼痛，尤其是早晨起床把脚放在地上的一瞬间，疼痛感尤其明显。人们通常认为跖筋膜炎是过度行走而引起的，最好少走路，但这不可能！不过，有一些可以缓解症状的方法：一种方法是起床时，双脚着地前穿上支撑鞋，一直穿到晚上睡觉，再把脚放在冰冻的水瓶上滚一滚，以拉伸腓肠肌和比目鱼肌（参见第 6 章的下半身的练习）；另一种方法是将患足放在对侧的大腿上，把脚趾向胫骨的方向拉，直到感觉到脚底有拉伸感，用手的拇指或其他手指沿着脚底，对紧绷的肌肉组织进行按摩。

通常通过一些保守的治疗方法治疗跖筋膜炎，一般需要 6 ~ 12 个月才能恢复，如此长的治疗时间有点让人难以接受。如果患有跖筋膜炎，务必要看专业的足科医生以便得到正确的诊断和治疗。还有一种可以治疗跖筋膜炎的方法，就是在游泳池中步行，因为在水中行走可以锻炼肌肉，而且在水中步行，脚跟是没有负重的。

怀孕和产后

健康专业人士鼓励在怀孕期间和产后的几个月内进行步行。怀孕时，孕妇的血容量增加，这使她们很容易疲劳。此外，关节变得不太稳定，容易拉伤或扭伤。大多数孕妇能够对舒适度和健康状况进行自我调控。作为教练，应该特别注意她们在步行时的局限性，同时也要鼓励她们保持一个积极的状态。

糖尿病

在步行课上，经常会有参与者遇到血糖问题，偶尔出现低血糖或者不正常的血糖波动，诸如此类的情况时有发生。如果人们经常进行运动，对胰岛素的敏感性也会提高，因此，医生常常会建议对胰岛素不敏感的人尝试进行步行锻炼。有些人通过饮食和运动来治疗糖尿病，有些人选择定期注射胰岛素或使用一些血糖贴片来维持血糖平衡。我们的经验是，如果有严重的糖尿病患者来上课，应要求他们随身携带一些糖或果汁，以防出现严重的低血糖现象，因此，我们平时要准备好这些东西，以防万一。教练要密切注意参与者是否有低血糖的症状出现，如颤抖、心率加快、多汗和焦虑等。如果他们在上课时觉得头晕、走路不稳，甚至说话都不利索，那么应该放慢脚步，可能会有所缓解，或者坐下来吃一点糖，补充身体的糖分。

神经、神经肌肉或自身免疫性疾病

许多疾病产生的根源就在于神经或神经肌肉产生病变或自身免疫功能出现障碍。运动虽然无法在疾病的治疗过程中发挥特定的作用，但运动确实可以增强身体素质，帮助客户真正认识到运动的作用。如果正在进行间歇强度训练，适当降低训练强度可能会对患这类疾病的人更为合适。患有多发性硬化症、肌萎缩侧索硬化、帕金森病、类风湿性关节炎或早期痴呆的人，他们的情况很不稳定，所以要监测他们上课时的状况。在他们身体状况好的时候可以适当增加锻炼强度，如果他们的身体状况不太好，就可以相应地减小运动量。

骨关节炎

40 岁以上的参与者，有很大一部分人的膝部、髋部或足部会有不同程度的关节炎。有些人的症状明显，他们会经历较严重的疼痛，我们一般会把疼痛等级分为 1 ~ 10 级。我们会询问他们是否从医生处获得了具体的指示：哪些运动是不可以进行的，哪些运动是推荐他们进行的。我们发现，学习步行技术，通过进行训练和强化，步行锻炼能够帮助人们应对骨关节炎的问题，使骨关节周围的肌肉更加稳定，保护骨关节免受劳损和疼痛的侵扰。根据研究，还有另一种方法可以改善骨关节炎，就是进行慢速爬坡（参见本章后面的"超重和肥胖"）。建议患有骨关节炎的患者与医生讨论在运动时如何控制疼痛。米歇尔有一位客户就是在医生的指导下摆脱了膝盖疼痛的困扰，避免了做膝盖手术。

超重和肥胖

美国成年人超过 70% 都有超重或肥胖的问题，这些肥胖人群中可能一些就会成为教练的客户，教练要准备好针对这类人群的步行方案。如果一个人有肥胖的问题，那么会在很多方面影响步行，在步行时会产生很大的不稳定性，有可能导致代偿性肌肉负荷超载，为他带来更多的不适，甚至会让他受伤。因为过度肥胖的人的体重比普通人更重，会导致他们的步行速度变慢以及产生疲劳的速度加快，还会有更多的综合性问题产生。不论是超重或肥胖的客户还是体重正常的客户，如果在步行速度加快时，膝盖产生了不适感，他们就可以选择爬坡的步行锻炼方式。科罗拉多州立大学的研究人员曾对 12 名肥胖者进行测试，他们发现肥胖者在缓慢上坡的时候就像是在平地上走一样。研究人员还发现，上坡时膝盖的负荷较低。与在平地上以 3.4 英里 / 时（每英里 18 分钟）的速度步行相比，肥胖者以 1.7 英里 / 时（每英里 35 分钟）的速度在坡度为 6 度的斜面上步行时，其膝盖的负重减少了 26%[3]。在户外进行爬坡锻炼是没有任何帮助的，因为他们上坡之后，还要下坡，而下坡反而会加重膝盖的负荷。如果在跑步机上做上坡锻炼，就可以避免下坡的问题。当肥胖者自己进行锻炼的时候，应该鼓励他们在跑步机上锻炼。与普通人相比，肥胖者的运动能力相对较低，运动起来也比较吃力，所以他们可能需要更多的情感支持和鼓励。

提醒他们，哪怕只有一点进步，也是一个很大的成就。努力就会有收获，而且运动获得的收获比想象的更多。我们有超重和肥胖的客户曾参加过全程和半程马拉松比赛，其中一名肥胖者在 6 年的时间里参加了 80 多场半程马拉松比赛，但是他依然很胖。所以请记住，只要受过专业人士的指导，每位客户的潜力都是无限的。

哮喘

指导患有哮喘的人进行体育锻炼是教练的挑战之一。污染、花粉、高热、极寒等因素均有可能引起哮喘的发作，强行压制哮喘症状是不可取的。虽然许多哮喘患者都知道如何控制哮喘，但在高污染、花粉和高温的情况下，唯一的解决办法往往是待在室内，在跑步机上锻炼。面对冬天寒冷的室外天气，有时戴上一条暖和的围脖就能解决问题。把围脖拉到鼻子和嘴巴上方，隔着围脖呼吸，可以从自己的呼气中吸入温暖、湿润的空气。如果课堂上有参与者哮喘发作，请记住压力会使其反应加剧，所以要保持冷静，询问他们是否携带治疗药物，查看他们是否出现病情加重的迹象，如皮肤、嘴唇或指甲呈蓝色，做好急救准备。

即使没有哮喘，在高温、高湿和高污染的条件下，呼吸系统也会受到严重的刺激。如果这 3 种情况都存在，我们建议取消课程。监测这 3 种情况可能对参与者造成的影响，并通过减少间隔次数、增加恢复时间、添加拉伸运动、移动到阴凉区域或缩短课时来调整课程内容。

视障步行者通过劲走获得自信

案例研究

　　73 岁的阿琳·莫森是一个真正的榜样,她在 2018 年多伦多体育生活 10 千米步行比赛中,以 1 小时 28 分钟(大约每英里 14 分钟的速度)的成绩冲过终点线,在该年龄组中名列前茅。当人们看到她佩戴的围兜上写着"盲人参赛者"的字样时,感到十分惊讶。一位盲人竟能获得这样的好成绩得益于她比赛的时候有一位向导。

　　2006 年,阿琳在佛罗里达州过冬的时候,开始跟随私人教练一起步行。当时,她可以分辨出地面上一些物体及周围的光影。等到春天,她回到家乡多伦多参加了一项颇受欢迎的 10 千米步行比赛,在一位向导的带领下,在 226 名参赛者中她排名第28。她渐渐爱上了这项运动!

　　阿琳参加了李教练的劲走班,她邀请朋友做她的向导(李教练没有收取向导的费用,还为她支付参赛费)。阿琳和她的向导在步行时都要佩戴腰包,并在彼此的腰包上连接一圈弹性带。但这并不妨碍他们自由摆动手臂,同时还可以通过弹性带感受彼此之间的联系。必要时,向导会拉住阿琳的手臂引导她远离障碍物。多年来,由于视网膜色素变性,阿琳的视力受损更加严重,但阿琳非常信任她的向导,并自称比正常人的心态还要放松!

　　她有两个长期合作的向导,利比·麦克哈迪－霍尔和伊莱恩·塞尔克,他们在做阿琳的步行向导之前没有任何经验。学习引导视障步行者棘手的问题之一,就是如何放大个人空间的感知,包括对被引导者空间的感知。多年来,利比和伊莱恩发明了特定的暗示语,以迅速提醒阿琳道路上有障碍物。

　　有了向导,阿琳成为许多比赛的常客,其中包括半程和全程马拉松比赛。她说:"劲走改变了我的生活,我从比赛中获得了自信,我开始喜欢社交。"她的向导们十分赞同她的观点,并补充道,人们经常把他们作为激励他人的榜样。

视听障碍

　　有些人可能会惊讶,视力受损的人可以做什么(参见本章的案例研究)。对于有一定程度视力障碍的学员来说,教练穿着颜色鲜艳的衣服可能会对他们有所帮助,这样他们可以容易看见教练。李教练曾指导过视障人士,并取得了成功,他们通常是在相对不受交通或障碍物影响的地方,如宽阔的人行道进行步行。对于视力严重受损或完全没有视力的人,我们建议他们找一位志愿者向导。向导和视力受损的人都穿戴可以相互连接的弹性腰带，他们可以并排向前走，各自的手臂行动自如而不受干扰，而他们系在腰间的弹性腰带可以让他们随时保持联系。不过要成为视力受损者的向导，还需要通过培训获得一些技能。成为视力受损者的向导不仅需要良好的视力，还需要及时识别危险的能力。教练可能想体验做向导的感觉，体会一下与做教练时的差别。

听力受损的参与者在路上行走很危险，因为他们听不到向导的口头提醒，所以向导要尽量站在他们的听觉范围内或者站在他们面前，以便听力受损的人可以看见向导的提醒手势。特别重要的是，有听力障碍的参与者必须在人行道上行走。如果没有人行道，他们应该靠车道的右侧步行，因为他们听不到汽车鸣笛或单车上的按铃声，只能靠视觉分辨危险。

癌症（治疗中和治疗后）

在癌症治疗的全部阶段以及癌症治疗结束之后，进行步行锻炼是有帮助的。研究表明，步行锻炼能够减轻癌症治疗的副作用，如疲劳和恶心等症状，甚至能够为癌症患者增加 5 年的寿命。癌症患者在参加步行课时，都应该确定：什么样的强度和时间是适合他们的，同时要记住，在癌症治疗的不同阶段，他们的锻炼强度和时间也应随之变化。我们曾遇到过一位接受过乳房切除术手术的乳腺癌患者，其一侧手臂上会出现淋巴水肿，这是淋巴结被切除的后遗症。她在走路时弯曲手臂会很感到疼痛，但是使用压力绷带可以解决这个问题。

心脏问题

与许多患有其他的疾病或症状的人一样，我们通常也会建议患有心脏病的人或者正在从心脏疾病中恢复的人进行步行锻炼，因为步行锻炼是良药。询问有心脏疾病的参与者，他们的医生是否给了他们一些具体的建议，如可以参加哪些体育活动，不能参加哪些体育活动等。他们中的大多数人可能已经与健康专家一起进行了心脏的康复训练。在给这些人上课的时候，让他们多做一些热身活动，也要增加运动后的拉伸练习。因为对他们来说，在运动中突然停下来会让他们感到头晕，可以适当进行稳定有氧训练和高强度间歇训练（采用较长的恢复时间）。在一系列高强度间歇训练后做一些记录，确保两分钟的恢复间隔后，他们可以轻松地说话，不会产生不适的症状。有心脏问题的人在极端天气锻炼时要更加谨慎，因为在这种情况下锻炼，心脏承受的压力要比在温和的天气里锻炼更大。

总会有办法解决步行中遇到的难题，本章提供了常见问题的解决方法。下一章将介绍如何设置和管理好班级，从不同的教练、不同的地点和不同的季节等方面进行分析。

参考文献

1. Ehlen, K.A., Reiser, R.F., and Browning, R.C. 2011. "Energetics and Biomechanics of Inclined Treadmill Walking in Obese Adults." *Medicine & Science in Sports & Exercise* (43) 7: 1251-59.

2. Dwyer, T., Pezic, A., Sun, C., Cochrane, J., Venn A., Srikanth, V., Jones, G., Shook, R., Sui, X., Ortaglia, A., Blair, S., and Ponsonby, A.L. 2015. "Objectively Measured Daily Steps and Subsequent Long-Term All-Cause Mortality: The Tasped Prospective Cohort Study."

3. Kanejima, Y., Kitamura, M., and Izawa, K.P. 2018. "Self-Monitoring to Increase Physical Activity in Patients With Cardiovascular Disease: A Systemic Review and Meta-analysis." Aging Clinical and Experimental Research.

第 5 部分

步行业务

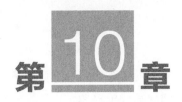

管理好班级

本书可能会给教练带来一些启发，教练想帮助人们通过步行的方式来改变他们的健康状况。为了让教练能从"灵感"到付诸"行动"，让我们谈谈需要做哪些准备。首先，计划需要投入百分之百的热情。如果计划足够吸引人，客户自然会来。在本章，我们会谈到步行的出发点，以及在启动步行计划时的一些基本要求。

确立目标和定位

建立一项步行计划或业务的方法各种各样，可以从经验、动机和受众等方面入手。让我们花时间思考一下出发点都有哪些，这可以帮助教练了解本章中最重要的信息。查看你是否存在下列情况。

有健身或健康方面的专业知识

步行计划可以合并到教练的核心课程中，或者它们可以作为课程的重点。根据当前的课程设置，教练可能不需要关于定价和网站开发的建议。无论如何，当教练决定开设一项新课程时，教练资历、课程安排、安全、步行路线以及促销等信息都是需要考虑的重要因素。

有忠实的客户基础

对于在公司、学校或机构中的人而言，引入步行计划很简单，尤其是这些地方所在的环境适合步行的话。在大多数情况下，这种计划对员工、教师、学生或会员是免费的，因此不需要设置定价。教练不仅需要了解客户，还需要对路线问题有所了解，如在何处、何时进行步行。

如果拥有一个健身房或瑜伽室，步行将是一个很好的补充项目，因为步行能够吸引那些排斥传统健身课程的人。

本章将提供许多信息来帮助教练成功地制订出步行课程。除了路线信息，教练可能会对定价，甚至网站结构感兴趣。

教练是否为保健、按摩或营养公司工作或者自己经营着类似公司，并希望在专业治疗之外为客户提供一些帮助？步行计划是健身服务中一种比较好的方式。如果教练所在的地方适合步行，无论地方有多小，都可以在那里步行。促销是一种典型营销手段，可以让教练与目前的客户维持联系。如果教练雇用一个有资质的教练来指导步行课，那么就需要对这一课程进行收费了。本章的指导和定价技巧对教练会很有帮助。

正在创建或发展一项业务

对于团体健身的领导者、私人教练、健康教练或其他健身和健康专业人士来说，步行为他们提供了更多的选择，因为步行是一项投入少许资本就可以建立起来的业务。由于步行计划更易于操作，它比传统的健身项目更能吸引客户。通过步行让80%久坐不动的人或者不满足当前运动需要的人，有一个运动起来的机会。此外，步行锻炼具有低成本和低风险的特点，如果想让公司员工或者医疗保健客户对运动感兴趣，步行也许是一个不错的选择。接受一些教育和培训能让你有一个好的起点，将这本书作为一个资源，创建一项步行业务，或者把步行作为业务的一个方面。每周在社区提供一个课程来做测试，如果很受欢迎，就可以发展这一课程，也可以开设网站、进行广告宣传和营销，还可以参考本章给出的建议。

对步行有热情，但没有健身、锻炼经验或证书

你是否有步行的坏习惯，是否想知道你所在的社区是否提供正规的步行训练？你有喜欢一起步行的朋友吗？你能否通过家长、读书俱乐部、当地的宣传小组或运动队吸引客户？如果你不打算创建步行业务，那么就不需要了解定价和网站建设的相关信息。但是，如果你想创建一项安全、有趣的当地步行计划，了解有关教练、安全以及步行路线的信息将是一个很好的出发点。我们建议购买保险，以保护自己在发生事故时不必承担责任（有关保险的详细信息，参见本章后面的"为业务投保"）。有关"教练要求"的部分是你需要重点关注的信息，本章节中的其他信息也要有所了解。

无论你想要从哪方面开始创建业务，先让我们来看看创建成功的步行计划需要哪些条件。

从跑步者转变为步行教练

案例研究

朱迪·海勒曾是一名跑步爱好者，但是朱迪的脚、膝盖和髋部经常会受伤，这些运动损伤导致朱迪无法再从事她的跑步事业了，于是她开始竞走，从跑步者变成了一名步行教练。令她自己也意想不到的是，她在同一年龄段的人中表现优异，甚至有能力参加大型的竞走比赛。后来，朱迪多次参加了美国国内和国际比赛，她说："我在步行方面取得了我在跑步方面永远无法取得的成就。"当她变得更有实力时，朋友们请她做教练。她决定考取个人培训证书，以确保自己有资格提供高水平的指导，而这已经是 25 多年前的事了。

朱迪创建了自己的公司，名为"Wonder of Walking"，她的公司不断发展壮大。除了提供专门的步行课程，如技术课程、竞走和北欧式健走（使用木杆），还有一些步行项目的训练。此外，朱迪还是一名竞走裁判。多年来，她多次组织步行赛事，担任了 9 年的波特兰步行接力赛（胡德雪山接力赛的一部分）步行协调员和 18 年的波特兰马拉松比赛竞走协调员，而波特兰马拉松比赛是波特兰最适合步行者的赛事之一。朱迪还是美国糖尿病协会糖尿病患者马拉松训练项目和关节炎基金会关节运动项目的步行教练。

朱迪从来不是只专注步行，她总是把健身的方方面面结合起来，如拉伸和力量训练。随着时间的推移，朱迪自身也在不断进步，她接受了许多其他的培训，不断取得新的资格认证。她把课程拓展到健康的方方面面，提供健康生活方式指导和营养咨询，还提供私人培训和步行服务。无论朱迪为客户提供什么样的课程，她总是把步行作为有氧运动的一种方式。朱迪说："步行是我们每个人都会做的事情，也是我们每个人都能做到的事情。"她现在已经 73 岁了，但仍然在坚持步行以及指导他人。

朱迪说："想要在步行计划上取得真正的成功，你需要对步行充满热情，把步行看作是一种运动，你必须拥抱它。步行就像其他艺术一样，也是一种艺术。"

更多关于朱迪和"Wonder of Walking"的信息，请访问相关网站。

取得教练证书

要成为一名专业教练，需要经过专业的培训，要有渊博的运动相关知识，而且要富有创造力。目前，还没有针对步行教练制定相关的国家标准或资格认证方式。对于热衷于步行的人来说，如果他们想要成立一个当地的步行团体，并成为健身行业的专业人士，这样的环境对他们很不利。

这就是我们写这本书的原因。我们的目的是提供尽可能多的信息，帮助大家成为优秀的步行教练。

很显然，作为健身专业人士，教练需要获得健身与健康公认组织颁发的国家健身教练资格证书，如美国运动医学会、美国运动委员会（American College of Exerise，ACE）、美国国家体能协会（National Strength & Conditioning Association，NSCA）、美国国家运动医学学会（National Academy of Sports Medicine，NASM）、加拿大健身专业人士（Canadian Fitness Professiods CanfitPro）和加拿大国家教练认证计划（National Coaching Certification Program，NCCP）等。大多数健身房只接受美国国家认证机构委员会（National Commission for Certitying Agencies，NCCA）认可的证书。

想要获得专业资格认证，必须学习运动生理学和解剖学方面的知识。掌握这些知识，可以帮助教练开发安全有效的计划、设计创造性的训练，以及处理运动损伤和其他问题。另外，请注意，许多保险公司要求企业需要持有公认组织认证的专业证书才会提供保险。

然而，我们也要知道，没接受过正规健身培训的步行爱好者或社区领导者的价值。这些领导者创建的步行计划，激励了数百万久坐不动或不太适合进行剧烈运动项目的人，使他们对运动变得更加积极。

我们认为，步行教练至少要持有心肺复苏（cardiopulmonary resuscitation，CPR）证书。如果教你还没有获得这个证书，那么教练就很有必要报名参加心肺复苏课程。这也是一项很有用的急救技能，掌握这个技能能让教练更加自信，因为拥有了应对健康紧急情况的本领。

为业务投保

如果教练正在组织或领导步行计划，即使步行是一项安全的活动，也有必要投保。虽然教练与客户可能已经建立了一种信任关系，甚至认为他们永远不会起诉，教练有这样的自信是很常见的，但事实上客户有可能会起诉。如果客户认为他们因为步行而受伤，他们有可能会对教练提起诉讼。即使教练要求步行者填写健康问卷并签署豁免事例，但这些文件并不能保护教练免受诉讼。如果客户起诉成功，教练就会面临巨额财产损失的风险。即使客户起诉失败，诉讼的费用也很高，除非有保险。下面有 6 种保险可供参考。

专业责任保险。专业责任保险也称为医疗事故保险，该保险可保护步行教练免受客户因采纳自己的建议而受伤的指控。例如，要求客户每周进行 2 次爬坡步行，这样的建议可能对大多数客户来说都没有问题，但是也不排除有客户在锻炼后感到背疼，将教练告上法庭的情况。此外，如果计划在健身房、俱乐部、工作场所或其他组织的赞助下举办步行活动，这些场所的负责人可能会要求教练出示专业责任保险的证明，还会询问教练投保的公司是否提供了保险证书。

一般责任保险。一般责任保险可保护教练免受财产损失和人身伤害的风险，如果教练组织的步行团体发生了事故，则事故与教练给出的建议无关。在步行课上发生财产损失的可能性很小，特别是在室外步行的情况下。然而，发生人身伤害的情况则不可避免，例如，无论在室内还是室外步行，客户都有可能被绊倒。

产品责任保险。产品责任保险是一项很有必要投保的保险类型。如果客户在循环练习步行课上使用弹性阻力带等设备器材而受到伤害，这就超出了一般责任保险的范围。若购买产品责任保险，就可以保护教练免受因设备故障而引起的索赔。

个人责任保险。个人责任保险可以保护教练免受第三方索取的赔偿。在步行锻炼时，第三方可能会因为教练给客户的建议而受到伤害，从而向教练提出索赔。

性行为失当责任保险。对于任何与他人可能有近距离接触的人来说，性行为失当责任保险都是一项必要的保险。虽然有些教练可能觉得这没有必要，但它仍然是一个很好的保护措施，特别是对户外团体课而言，以免受因客户对事件的解释与自己的解释不同而引起的索赔。如果有教练代替自己进行步行训练，要确保他们得到保障。

伤残保险。伤残保险针对的是教练自己，作为私人教练或健身领导人，教练的全部收入取决于步行或健身计划。这是一项很重要的保险，因为当教练受伤不能继续当教练时，美国伤残保险会根据教练每个月的收入发放保险赔偿金。

目前有数百家公司有为私人教练提供保险的业务，教练可以通过 ACE、NASM、ACSM 和 NSCA 等健身认证机构查看各个公司的保险业务情况。有些保险公司提供按月付款的选择，但可以选择按年付款，这样保费会更低。在决定购买保险之前，检查一下保险详情是否有被疏漏的情况。例如，如果替补教练没有教练证，教练要确保他在发生事故的情况下可以获得保障。确认购买的保险能够覆盖所有的室内外环境，包括户外道路、小径、人行道、十字路口和停车场，也包括公共空间和私人空间。如果进行训练，一定要确保有保险。如果教练在步行课上教瑜伽，也要确保在这种情况下能得到保障！

最后，如果步行计划或业务有任何变化，请与保险公司联系。如果课程数量、参与者数量、地点、教练和所用设备等任何方面发生变化，请及时联系保险公司。

定价

如果教练想从步行计划中盈利，价格在一定程度上决定了教练是否能够持续经营。如果设定了一项计划，但没有从当地社区招募到大量参与者，则推荐按小时收费或按人数收费。场地合作对象是非营利组织还是营利组织，情况可能又会有所不同。请记住，如果班级的学员超过 15 或 20 人，就要与另一位教练和自己一起上课，这样班级里的学生与教练的数量才成比例，才能保证学员们得到高质量的指导和安全的课程体验。请记住，如果参与者的数量很多，定价一定要反映出你们的课程不只有一位教练。当然，如果教练有管理大型团队的经验，那么领导 20 人以上的团队也不会有问题。如果一个地方的安全隐患很少，对教练来说，也更易于管理一个大型团队。例如，在一条小路上步行，尽量不要超过 25 人。

如果想从社区中招募参与者，就像在瑜伽和混合健身等典型课程中所做的那样，教练的定价就是一个至关重要的竞争因素。如果开设一个户外项目，并且没有场地的管理费用，那么降低课程价格就会很有吸引力。记住，教授给参与者的技能、经验，包括对他们的鼓励都是有价值的。定价要能反映出所能创造的价值，物有所值人们才会买单。如果定价太低，一旦开班就很难再提高价格，以至于无法与付出的时间、经验和技能的价值所匹配，就会出现亏损。调查当地健身房和工作室的健身及瑜伽课程的价格，研究这些课程的定价，包括他们的周末班定价和会员制度。如果不提供健身设备，可以把课程的定价设置得低一些。会员价或团购价是比较能吸引人们购买的方式。

如何收费？

决定对项目或课程收取多少费用不是一件容易的事，尤其涉及像步行这样的课程，因为每个人都知道该怎么步行，而且他们自己也很容易做到。如果定价太高，人们觉得太贵就不会有人去。如果折扣太多，人们也不会满意，他们会认为这个课程没有什么价值所以才定价这么低。我们都会有这样的感受，无论定价是高是低都会引起一些不满，而且事实确实如此。有了这些经验，我们才能针对人们不同的需求提出不同的定价方案。如果想通过指导人们步行来创造收入，我们希望下面的例子可以帮助教练解决定价的问题。

李教练提供步行锻炼课程已经有 17 年了，无论线上还是线下的课程，她都会亲自做指导。多年来，她与当地公司签订步行锻炼合同，为办公室久坐人员提供步行指导，然而，她的大部分收入是来自随到随学的课程。

米歇尔做步行教练已经 13 年了，但她独立执教只有 5 年的时间。她早年的教练生涯是在网上完成的，当时她是《预防》杂志的健身指导。她离职后接到的是合同制的，由公司或组织支付米歇尔的费用，参与者个人不必向她支付费用。

李教练的定价方式

生活在大城市，李教练对当地健身房和瑜伽馆的价格做了一个小调查。因为她所有的步行课都是室外课，所以她降低了每节课的收费。她的课程费用是以随到随学课程的定价为基础进行相应调整。只要随到随学的课程有了定价，她会根据实际签到人数来调整每节课的费用。比随到随学课程的费用低一些的是 6 次课程卡（有使用时间限制），其每节课的价格略低于随到随学课程的价格。

根据课程的数量和时间，课程的价格也会随之变化。如表 10.1 所示的是每节课的价格。课程时间为 60 分钟或 90 分钟，无论课时长短，每节课的价格是一样的。

所有课程都可以通过她的商业网站进行在线购买。作为对长期客户的回馈，李教练推出了一项"限时抢购"活动，购买者可享受为期 2 个月或 4 个月的任意课程，这种"限时抢购"只限几天，而且只能在线上购买，线下没有这样的优惠活动。

表 10.1　**定价示例**

随到随学	6 次课	8 周课	2 个月，每周 2 次课	2 个月，每周 3 次课	4 个月，每周 2 次课	4 个月，每周 3 次课
16 美元	14 美元	13 美元	11 美元	10 美元	10 美元	9 美元

米歇尔的定价方式

在米歇尔所在的地区，一些随到随学的课程费用低至 5 美元，这一点与李教练的定价截然不同。所以调查教练所在地区的定价就是为了让教练了解业内行情，这一点很重要，这样教练可以制订更有竞争力的价格。因为米歇尔不提供长期课程，所以她只有 10%～20% 的业务是培训客户，而且她住在一个小城镇，所以她的定价模式和水平与李教练的不同。米歇尔以私教课的价格（40 美元）为基础，其他课程定价围绕私教课的价格进行调整。上课人数越多，课程费用就越便宜。例如，一个最多 6 人的班级，每节课的费用就低至 12 美元。如果预付 5 次课程的费用，米歇尔还提供 10% 的折扣。

列出价格

一旦课程价格确定了，就把它列在网站（如果你有的话）和宣传材料上。如果没有在网站或宣传材料上列出价格，教练会发现人们打电话询问只是为了了解课程价格，教练需要花费大量的时间介绍课程，结果他们会因价格太高或太低而不购买课程。如果他们事先知道价格，就可以省去反复介绍课程与解释的时间。如果教练的个人培训工作是根据与公司或当地社区中心和健身房的合同完成的，那么大部分课程和定价要根据具体情况进行，网站或宣传材料上就不需要出现过多的价格信息。

作为定价策略的一部分，请尽可能简化付款选项，可以直接在网站上与一家支持多种在线支付的公司合作。当然，如果教练注册了一个小型的本地企业，较简单的办法就是让客户直接通过电子邮件注册，然后通过在线转账、支票或现金等方式进行支付。如果客户担心直接付全款不太可靠，那么就在每次上课之前进行支付，这样不但可以确认每次上课的出勤，客户也不会有丢失钱款的危险。

制定并清楚地解释退款政策。退款政策是一项对客户与企业双方来说都公平的条款。总会有人不想遵守退款条约，但教练必须立场坚定，对所有客户一视同仁，不能有任何差别待遇。对于所提供的每一种课程类型和面对的所有客户群，每一种情况都要考虑到并在退款政策中解释清楚。在网站的常见问题页面上，李教练制定了一项退款政策，内容如下。

"Wow Power Walking" 只是一家小公司。我们会尽最大努力帮助您，同时确保我们能一直为您提供优质服务！如果您注册了某个课程，需要在课程开始之前取消，

我们无条件全额退款。如果课程已经开始，因个人原因需要退课，请原谅我们不能提供退款。请注意，在您注册的课程时间范围内，缺席的课程可以在其他课程中补上。

确定目标客户

也许你在健身机构或小型健身公司工作，也许你是一名专职私人教练，又或者你只是个步行爱好者，无论哪种情况，你身边一定有很多对步行感兴趣的人。在这些情况中，你可能会发现那些从未锻炼过的人，对他们来说，步行似乎有一种无形的吸引力，或者你可能会发现有些人虽然热衷于其他的运动方式，但他们也想尝试一些新的、不太费劲的健身方式。只要愿意尝试步行锻炼，无论他们的年龄、健身经历、受伤史和健康史如何，你可以为不同需求的人群创建步行计划，以适应他们不同的需求。

请记住，不同的群体或个人对步行的兴趣可能是不同的。有些人喜欢在步行课程中进行一些力量、柔韧性或平衡练习，有些人则不然。你可能会发现还有些人想参加当地的比赛或筹款活动，为此，你可以设计一个为期 6 周的 5 千米步行计划来满足他们的需求。正如步行课程需要适合不同的人群一样，你也可以针对特定的群体提供他们想要的课程。例如，你的步行小组可以分为新手妈妈组、老年人组、关节炎患者组或减肥组。有关如何让步行课适合大多数人的更多详细信息，参见第 9 章。

设置课程安排

既然已经能确定谁会和你一起步行，那么从课程安排的角度考虑一下，怎样才能对他们更有帮助吧。一定要为未来的课程做好计划：第一次课的计划、第一个项目计划、半年的计划、一年的计划等。也要把自身考虑在内，你是否能按照计划在一年中一直做指导？

时间

户外步行课可以在一天中的任何时候进行，没有时间的限制，虽然在清晨和傍晚上课可能意味着将在黑暗中行走，但是我们有方法可以应对这样的环境。在没有日光的情况下步行，对步行者的衣服和步行位置有特殊的要求，这些要求可以保证步行者的安全。例如，步行者应该在步行时穿反光衣（更多细节参见第 8 章），步行的区域应该有良好的照明。

步行课程的时间安排就像定价一样，也是一个棘手的问题。了解目标群体很重要。如果目标客户是年轻的父母，那么可以考虑在孩子上学的时段开设早班课程或午餐时段的课程。如果目标客户生活在上班族比例较高的社区，那么把课程安排在清晨或下班后，配合上班族的时间，这样才能吸引更多的客户。然而，为上班族安排的清晨课程还要考虑留出足够他们回家、洗漱、吃早餐以及为上班做准备的时间。同样，为他们安排的晚班课程也必须考虑客户是否能够先回家、换衣服以及吃一顿快餐。如果目标客户是公司职员，那么请把课程安排在清晨（特别是当你的健身房有淋浴室和更衣室的情况下），这样的时间安排能让客户避免高峰时段的交通堵塞，交通问题得到解决，他们就没有后顾之忧，自然会为了步行而早早地来上课。此外，把课程安排在午餐时段也是一个不错的选择。

时间安排与定价原理类似。如果健身房周围有很多公司，可以把课程安排在下午 5:00（大多数公司的下班时间）之后，课程时间控制在 45 ～ 60 分钟。这个时间刚好能让客户先去健身房，而不是先回家。

考虑客户如何去上课的问题，并为此提供解决方案。例如，如果客户开车上课，请确保健身房周围有停车场。

频率

上课的频率也是一个重要的方面。众所周知，典型的体育活动一般建议每周进行 5 次，每次至少 30 分钟。教练可能无法在某个特定的时间里，提供对每个人都适用的 5 节课程。教练可以考虑设置一些课程选项，能让人们每周至少锻炼 2 次。例如，在周一、周三和周五的早上或午间、周二和周四的午间或晚间安排课程。提醒参与者，不要连续两天都进行高强度的锻炼，否则不利于身体的恢复，一定要在两次高强度的锻炼期间休息一天，让身体从高强度的锻炼中恢复过来，才有助于身体变得更强壮，步行速度也会提高。其他活动和一般的日常运动建议在两次高强度的锻炼之间进行。通常，可以一起提供安排在工作日的清晨、午间和晚上的课程与周末课程。周六和周日的上午一般适合大多数人进行锻炼，因为人们通常在这个时间段内可以抽出时间进行锻炼。

季节性因素

提前做好应对季节变化的课程计划。例如，春天是启动健身计划的好时机，因为在寒冷的冬天过后，人们非常愿意出门走走。秋天也是适合健身的季节，因为人们希望在暑假过后，能尽快回归日常通勤生活。一月份也是参加户外步行的好时机，因为人们希望在新的一年开启一个新计划。许多报名参加一月份步行课的客户，大部分的人能坚持一整年，因为几乎没有什么特殊的天气状况会阻止他们来上课。有一些极端的天气状况，如冬季的严寒或夏季的高温和高湿，都不应该成为暂停步行计划的理由，但在这样的天气状况下，教练需要对课程做出相应的调整。

基于季节或特定活动的课程安排

训练技巧

近 20 年来，李教练每年都会提供为期 8 周的步行课程。通常将两个 8 周的课程结合起来就可以创建一个以相同季节为基础的 16 周课程。3 个 16 周的课程又可以组成涵盖春、夏、秋、冬四个季节的 48 周课程，还剩下两周的暑假和两周的寒假。也许你需要优先考虑其他因素来制订计划。例如，米歇尔的课程通常与特定的活动保持一致，因为她经常与一些组织合作。

如果下雪，可能需要换到一个有人定期清理积雪的地方。如果恶劣的天气状况会对客户的安全构成巨大的威胁，那么需要换到室内上课，当地的商场就是不错的选择。如果道路上有冰雪，会使得步行变得危险。但如果只是天气寒冷，通过增加衣物就能解决这个问题。如果遇上高温和高湿的天气，可以通过改变课程安排和训练计划，以便客户能够适应这样的天气状况（参见第 8 章的"季节性因素"）。

在一年中，假日、庆祝活动和竞选活动都提供了锻炼的契机，可以围绕一个主题组织一次专门的步行计划，或者只是以娱乐为目的，这样既能达到营销的目的，又能回馈社会。下面给出了一些活动以供参考。

一月——新年、马丁·路德·金纪念日。

二月——心脏健康月（可登录相关网站查询）、奥斯卡颁奖典礼。

三月——世界鞋日（3 月 15 日，捐鞋给需要的人，可登录相关网站查询）、春天第一天。

四月——全美步行宣传日（第一个星期三）、走路上班日（第一个星期五）、世界卫生日、午餐步行日、道路开放日、美国国家公园周、地球日（4 月 22 日）。

五月——身体健康月、脑中风关注月、美国关节炎宣传月、美国体育周、美国老年人健康日（最后一个周三）。

六月——阿尔茨海默病与脑健康关注月、夏季第一天（一年中最长的一天）。

七月——美国父女步行日（7 月 7 日）、美国简朴日（7 月 12 日，步行倡导者亨利·大卫·梭罗的生日：放慢脚步，回归自然，享受简单步行）。

八月——美国讲笑话日（8 月 16 日，带笑话去步行班）、美国关爱足部日（8 月 17 日）。

九月——美国妇女健康日、秋季第一天。

十月——步行上学日、关注多动症月。

十一月——美国糖尿病月、美国不买东西日（感恩节后的第二天，是步行而不是购物的好日子）。

十二月——美国袜子日（12 月 4 日，穿着最喜欢的袜子去步行）、冬季第一天。

选择地点

在不违法的前提下，考虑一下既能满足课程安全又能使课程变得有趣的条件。城市、郊区、农村等室外环境和室内环境各有优劣，在规划步行锻炼课程时，请评估路线和环境的安全性，以减少室外步行会遇到的障碍。在确定步行地点之前，在不同的时段和路线多试走几次，这样能够发现一些潜在的危险情况，以便找到适合步行训练的地方。此外，还要考虑一下，在这样的环境中能管理多少人，安全是要考虑的首要任务。无论在哪里步行，都应该建议客户在黑暗的清晨和傍晚穿反光服或佩戴照明灯（更多详情参见第 8 章）。

我们在寻找适合步行的地点方面积累了很多的经验。6 年来，我们一直在一年一度的美国运动医学会健康与健身峰会上参加步行训练。因为该会议每年召开的地点都不一样，所以面对的路线和环境也各不相同。例如，奥兰多的空气湿度大且道路上车辆繁多，凤凰城的气温极高且路上行人较多，会议中心的中心酒店在圣选戈，那里被高速公路包围，阿灵顿天气寒冷且一片荒芜。

在到达峰会地点之前，我们一般使用电子地图中的卫星定位对该地进行调查，搜索能够容纳 40～60 人的公园或路线。到达现场后，我们就要确定步行的较佳位置，关键是我们只有 1 个小时的时间，所以到达步行出发点的时间不能超过 10 分钟。我们通常在会议中心的周围寻找较佳位置，尽最大努力在会议召开的前一天检查完这条路线，确保不会有任何差错。

对于常规课程，我们对路线的选择会有更大的灵活性，但对于会议地点，我们要创造性地利用其地理位置。我们以公园为起点，从一个街区穿过另一个街区，会途径一些未营业的户外购物区，路过体育场周边，最后到达活动的酒店或会议中心的停车场附近。有时，我们需要根据一天中的不同时间而采用不同的路线。我们希望这能激发教练对步行地点选择的创造性。

许可证

一旦确定了一个适合进行步行课程的地方，就可以向当地的娱乐部门、自然保护部门或当地政府部门咨询，询问是否需要许可证才能在这些地点开设户外步行课程。不同的城市有不同的法律法规，所以要做好相关的准备工作。例如，如果想在某一段道路上步行，有的城镇对这样的路段是免费开放的，但也有一些城市会限制在公共街道上进行商业活动。在这种情况下，可以选择与当地的娱乐中心、图书馆、博物馆、文化遗产协会或自然保护区合作，获得这些部门的许可。在有些公园，也会限制进行商业步行锻炼。与更传统的健身课程相比，步行健身课程的本质就是移动。教练可以灵活地选择路线，但是要向市政当局描述清楚所要做的事情及确切细节，如果必要，请说明自己会选择更改路线，而不会影响公园的环境和活动。

固定的小团体可能需要许可证，因为教练可能占用了某些特定的区域。如果需要一个空间（例如，想要在步行锻炼之后选择一个地方进行 30 分钟的力量训练），教练需要进行预定。市政当局对此可能没有相关规定，也没有处理类似情况的经验，他们可能会犹豫是否批准教练的请求。如果遇到障碍，美国政策制定者和健身专家共同使用的运动指南可能会有所帮助，可以在他们的网站上找到相关信息。

设施

一般情况下，人们会想在步行开始之前上厕所，或者是在步行结束之后再上厕所，不过有的人会在步行的过程中想要上厕所。找一个能在上课的时间或者季节开放这些公共设施的地方，因为一些公共厕所存在季节性关闭的可能。客户会担心的另一个问题是，他们在哪里存放钱包和公文包之类东西。

尤其是在城市中，客户下班之后直接乘坐公共交通工具来上课，他们就会携带一些个人物品。可以考虑与当地的一些店铺合作，如健身服装、鞋店、咖啡店或咖啡馆，这样客户就可以将个人物品寄存在这些地方，他们个人物品的安全就会得到保证。在郊区和农村地区，客户通常会开车去上课地点，如果客户开车去上课，那么他们可以把自己的个人物品直接锁在车里。对于开车的客户，还要为他们提供一个可以停车的位置，而且最好是免费的。

共享户外步行空间

近年来，户外团体健身越来越受欢迎。这不是没有理由的，因为在户外健身的体验感很好。如果想要开设这些户外课程，除了遵守各种法律、规章制度和取得经营许可之外，还要注意的一点是，当在领导户外健身时，普通大众也在与教练共享空间。因此，当带领团队外出时，请保持良好的礼仪，尊重并礼让行人。下面是一些礼貌的做法。

1. 选择人少的区域和时间进行锻炼，尽量减少对行人、自行车或车辆的交通干扰。
2. 对在户外遇到的人要友善，与行人的互动可能会激励这些行人在将来也加入步行锻炼中。
3. 根据一天中不同的时间和地点，保持适当的音量，不制造噪声。
4. 在人行道、马路和小径上行走时，请尽量靠右行走，务必为来往行人及车辆留出空间。
5. 不破坏基础设施，如长凳、栏杆和景观植物。
6. 不乱扔垃圾。
7. 鼓励其他人也参与到建设完善本地户外空间以支持体育活动的组织中来。
8. 注意安全，在危险发生的时候知道如何获得医疗帮助。
9. 购买保险，以防发生潜在的意外事故（参见本章前面的"为业务投保"）。
10. 通过实践，让参与者更好地了解这些情况。

城市

在城市中，人口的密度很大，这意味着能吸引更多的参与者加入班级。然而，这种高密度人口也意味着道路上有更多的车辆，可能会对行人构成严重威胁。拥挤的道路和人群会让间歇训练变得困难。

城市安全

不同的城市对行人的安全保障各不相同。如果住在一个道路管理良好、障碍物较少、也不太拥挤的城市，那么在这样的地方进行步行课会很顺利。但是，如果正好在繁忙的城市人行道上进行步行锻炼计划，要求参与者做到以下 4 点。

1. 避免过十字路口。
2. 不闯红灯。
3. 尽量与团体待在一起（试想在城市的十字路口能管理的最大人数，请将班级人数限制在这个范围内），大家一起穿过十字路口。
4. 在清晨和傍晚上课，请穿上反光衣或者佩戴灯具。

注意，在十字路口右转的汽车对行人来说特别危险。过十字路口时，驾驶员通常向左看，检查是否有汽车从这个方向驶来，而很少观察右边是否有行人过马路。在有些城市中，允许车辆在红灯时向右转，在这种情况下，行人会更加危险。

课程路线

在大部分城市中，尽量选择在一些小径（铺路或未铺路）或车辆受到限制、能容纳大量人群的公园里进行步行训练。

如果教练能发挥一些创造力，即使是一些小公园也可以当作步行场地。例如，可以缩短速度训练的时间，使用长凳、路肩和其他能使用的设施，就像在大公园里进行力量、平衡或速度训练时使用的一些设施一样，在小公园里也能找到替代品。在人口众多的城市里，小型的"口袋公园"可以作为热身、力量训练和运动后的拉伸场地。有些安静的小角落非常适合教练在训练开始前对参与者进行一些嘱咐。例如，告诉他们在城市街区中进行快慢交替式步行：先快走一个街区的距离，在一处地方等待后面的人跟上来，顺便可以做下蹲动作，然后再慢走一个街区进行恢复。这是一个很好的办法，可以让整个小组的人员一直在一起，特别是通过十字路口的时候，大家一起过十字路口比较安全。而且，这个方法避免了在城市中大声呼喊，或用吹口哨的方式来管理步调不一致的步行者，避免了制造噪声。

李在多伦多当教练，她提供在城市的人行道上步行的晚间和清晨课程。开展傍晚的课程比清晨的课程难度要大一点，因为人行道在傍晚时更加拥挤、繁忙。但是，无论是清晨还是傍晚，她总能找到一条合适的路线，如安静的住宅区街道、学校小路、有绿地的大学校园，以及森林步道（这也是多伦多的著名之地）。

郊区

和城市一样，郊区的人口也很多，能够参加步行锻炼的人不在少数。不过，郊区的车辆一般较少，道路和人行道也比较宽阔，这使得郊区的道路相比城市的道路更安全一点，也更容易管理和规划路线。在人不多的时候，可以在室外购物中心进行步行训练。这里不仅有灯光和洗手间，甚至还有音乐相伴，就会变得更吸引人，尤其是在冬天，路上的行人更少，道路也很干净。如果你认为这是一个可以选择的地点，请与当地的商场管理层沟通有关事宜，获得他们的许可。

郊区的安全性

不同的郊区对行人的安全保障也不尽相同。客观地说，大多数郊区修建的道路都是以车辆通行为目的。郊区的道路很宽阔，虽然设有人行道，但十字路口设计得很大，对行人而言还是比较危险的。郊区道路的红灯时间很短，大大缩短了行人过马路的时间。在某些城镇和郊区，可能没有人行道。在这种情况下，通常的做法是与来往车辆相向而行，这样就可以看到车辆的动向。我们建议只有当道路很宽且小组人员不超过 5 个人的情况下才这样做。当上山或过弯道时，需要换到马路的另一边，与车辆同向而行。在这种情况下，开车上山或驶入弯道的驾驶员会比驶向相反方向的驾驶员更早看到小组人员，这样可以让驾驶员在发现小组人员时有足够的时间做出反应。一旦爬上山顶或绕过弯道，就需要换回原来的方向，再次与车辆相向而行。在蜿蜒曲折的道路上，步行小组要经常改变方向。不管在马路的哪一边，都要保持警惕，记住：如果小组人员看不见一辆车开过来，那么驾驶员也看不见小组人员。

同样，即使在安静街区的平坦道路上，一大群人经过十字路口时，也会遇到一辆突然从路的另一边快速右转的车辆。因为很多驾驶员在驶近十字路口时，往往会向左看，所以他们在转弯后才能发现迎面而来的行人，导致没有时间及时制动或驶离行人。

如果采用循环技术（参见第 5 章）让学员更快返回小组中，那么当他们进行循环的过程中，过马路时一定要与车辆相向而行。必要时不断提醒他们，除非是上山和过弯道，否则不要与车辆同向而行。

　　一般而言，除非没有人行道或小路，否则不要在宽阔的马路上进行小组步行训练。因为在马路上锻炼发生事故的风险太高了，而且课程质量也会受到影响。

课程路线

　　虽然郊区的道路是为方便车辆通行而设计的，但郊区通常有更多的绿地和安静的住宅区，这些地方都可以供步行者使用。在住宅区步行，可以让参与者有更长的时间分散开来。小路和住宅街道适合进行速度训练（参见第5章）。如果在清晨上课，可能会有大而空旷的停车场可以使用。停车场的彩绘线条可用于速度和技术训练，让参与者可以进行"线条"训练（平板支撑），促进髋部旋转技术的提高（参见第4章）。在学校操场可以进行力量训练和速度训练。如果班上的参与者的步速参差不齐，在学校操场上锻炼，就能保证他们始终走不散，而且一直在视线范围之内。请记住，总是有一些参与者认为在学校的操场上锻炼很无聊。此时可以选择穿过安静的住宅区街道才能到达学校的地方为起点和终点，并在这段小径上做一些练习。还有，可以选择隔天做一次训练，以保持参与者的乐趣，避免他们对训练感到乏味。如果使用小径或其他圆形路径作为步行路线，请注意更改每个人在路途中的行走方向。这样就能保证参与者无论是左转弯还是右转弯都能练习到，以使其身体的左右两边都能得到锻炼。

农村

　　乡间的美景和宁静能够让人心旷神怡。虽然农村道路上的行人和车辆都很少，但道路上的基础设施也不够完善，对保证参与者的安全和课程路线的选择来说都十分困难。

农村安全

　　在农村道路上步行的危险之一是，驾驶员一般会认为路上不会有行人，所以会高速驾驶车辆。另一个需要考虑的因素是，如果有人突发疾病或在课堂上摔倒，及时送医是个问题。因此，请在有通信服务的区域锻炼，随身携带手机，并制定相应的应急策略。例如，准备急救箱，知道能向谁寻求帮助，携带所有参与者的紧急联系信息，并制订计划能够让班上的其他成员回到起始位置。了解参与者的健康史是至关重要的。举例来说，如果参与者患有糖尿病前期或糖尿病，提醒他在上课时带一些糖。任何时候都要提醒或对参与者强调，要穿颜色鲜艳的衣服。驾驶员越早看到行人，他们就有越多的时间做出反应，行人就越安全。

课程路线

即使是较小的城镇，也会有一所学校，或者至少有一个停车场，也许还会有公园、绿地，或者一些特色小径能作为步行路线。虽然在不平坦的小道上进行快速步行训练有些困难，但一些山坡却可以用作斜坡重复训练的场地，进行心肺训练，甚至可以进行高强度间歇训练（参见第 5 章）。一小段路线或人行道可用作速度间隔训练，卡车不通行的道路也可以当作训练场地使用。前文提到的适用于郊区步行的规则在这里也同样适用。一定要面向车辆行走，靠近路边，远离主干道。上山时要格外留心，到达顶峰之前注意那些迎面而来的车辆。注意那些从十字路口右转的汽车，它们可能会与你迎面而行。请记住，农村未铺设好的道路不利于行走。每当必须在凹凸不平的路面上行走时，提醒参与者注意保持良好的身体姿态。与平地不同的是，在这样的路上行走会给腿部肌肉带来挑战。

室内

也许教练所居住的地方不允许在户外进行锻炼。所以，在商场里进行的跑步机课程可能会吸引人们。

室内安全

在商场里进行步行锻炼一般比较安全，不会受到交通和空气质量的影响，也不受高温和寒冷天气的限制。然而，大多数商场的地板采用的是混凝土或其他坚硬的地面材料，可能会导致足部问题，如跖筋膜炎。如果课程是在室内进行的，建议学员换一双鞋子。他们可能需要换鞋子来减缓坚硬的地面对脚所产生的伤害，或者可以多进行横向运动，不过这取决于商场场地的大小。此外，小型购物中心还有一个弊端，就是步行者不得不在一条路线上反复行走或者频繁转弯，这比在户外步行需要更多的横向支撑。另外，如前所述，要确保人们变换步行方向，使身体左右两部分都能得到锻炼。尽量不要一直在同一条路线或类似的圆形路径上步行，这样很容易让参与者感到乏味。

在跑步机上行走和在商场里行走一样，可以避免交通、空气质量以及天气的影响，而且，重要的是不用担心横向运动过度和地面硬度的问题。

对于跑步机的安全性，重要的是确保每个人都知道如何正确使用跑步机，特别是如何安全启动以及暂停。如果参与者想要改变跑步机的速度或倾斜度，要提醒他们慢慢进行调试，否则突然调高速度或倾斜度会出现安全问题。同时，让参加者检查鞋带是否系好，以免被跑步机夹住。还要提醒他们锻炼时要专注，走神的话可能在跑步机上摔倒。

课程路线

大多数在商场里的步行课程只能在商场营业时进行。这可能会限制教练，但是也有可能给教练带来新的客户！在进行课程之前，要询问商场的物业经理是否能在这里提供此类服务。他们可能会收费，还会要求出示保险证明。

要开设跑步机课程，就需要找到一个能放置跑步机的场地。这可能比寻找户外场地更具挑战性。尽管如此，商场还是值得考虑的，尤其是客户曾经用过跑步机进行锻炼。在跑步机上可以学习如何缩短步长、加快节奏以及锻炼手臂的力量，这对客户来说是一个需求点。跑步机既是一种极好的交叉训练工具，也是一种提高跑步技术的好方法。而且跑步机可以适用于不同步长的人，教练可以在一节课上同时指导步行者和跑步者，不必像户外锻炼一样担心参与者们会走散。

虽然这本书的重点是面对面的培训，但是教练可能会发现一些客户想要和你一起上课，但他们实在没有时间。如果有些客户想要自己进行户外锻炼，但又想知道如何提高步行技术，那么他们最终可能会选择网上或电话指导。在开始指导他们之前，尽可能多地了解他们的行走路线、身体状况和步行目标并询问他们选择的路线条件。无论步行地点在城市、郊区、农村还是室内，应当为他们提一些与其位置相关的安全建议。在条件允许的情况下，可以让他们发一个小短片或者录制的一些步行视频，教练可以从视频中确认他们的锻炼形式是否正确。

为这些客户记录好数据，每周给他们提供一些步行建议。试着平衡他们的训练形式和速度，然后可以为他们推荐间隔训练，特别是自我竞争训练（参见第 5 章）。

细节决定成败

对于许多教练来说，他们的优势在于课程计划，包括课程内容、动机和目标客户。这些因素会让你在经营企业或集团方面陷入困境。如果你不擅经营，可以聘请管理人员来帮助自己。如果你无法雇用管理人员，特别是你的企业规模很小的时候，就需要自己学会如何管理公司以降低成本、如何创建计划来管理特定的业务、如何让业务保持发展。

参见附录 C，上面有一些你可能想要定期安排的任务示例。下面是一些关于如何管理常见任务的建议。

出勤

记录客户的出勤有助于维持步行业务的长期发展，可以创建纸质考勤表或电子考勤表。如果有智能手机，可以在手机上进行创建，有一些应用程序是专门为记录出勤而设计的，可以挑选一个喜欢的应用程序。如果一个人报名参加每周的课程，却连续缺课两次，这意味着已经三周没见过他了！是时候做一些行动提醒他来上课了，可以给他发送电子邮件。有时候，人们会觉得缺课之后再回去上课，实在是有些尴尬。所以，当给他们发短信时，请多多鼓励他们，消除他们担忧，让他们再次来上课的时候没有心理上的负担。

电子邮件管理

电子邮箱中是否有 7,000 封电子邮件？是时候该清理一下了！然而，接收、回复和创建电子邮件会占用大量的时间。

接收。在使用的电子邮件账户中设置一个单独的邮箱或文件夹，根据主题或类型来归档电子邮件，甚至可以将收到的邮件进行自动归档、编辑和发送的设置。例如，如果提供在线支付和注册，所有此类的电子邮件将被放置在一个单独的收件箱，这样便于清楚地知道注册和支付课程的客户有哪些。

回复。许多人每天留出特定的时间以回复电子邮件。理想状态下，客户或潜在客户的电子邮件必须在 24 小时内回复。如果网站上有查询选项，请确保通过该选项能找到指定的邮箱或文件夹，以便可以快速回复客户的邮件。

发送。无论何时创建电子邮件，都要问问自己，这封邮件是否符合预期目的？是否有必要发送？直接发短信或打电话是否是更好的选择？确保在邮件收件人方面（抄送和密件抄送）遵守良好的邮件规范。在所有需要群发邮件的情况下，正确的做法是将客户的地址放在密件抄送列表中。除非个别客户特许共享他们的电子邮件，或者需要他人回复所有邮件，否则选择密件抄送电子邮件就足够了。

酌情聘请员工

如果在最初的几个月中，发现前文所说的常见管理任务没有完成或者完成的效率不高，那么可以考虑雇用一些人员来处理这些任务。

在线技术的进步使得人们很容易找到一个好帮手，如虚拟助手。对小型企业来说，虚拟助手特别有帮助，其可以提高重复性任务的完成效率，如保存出勤和付款记录、发送健康表和弃权书、核对健康表和弃权书、撰写每周或每月的电子邮件或新闻稿、记账等。虽然教练可能会觉得这样会削减收入，但是，在有价值的地方投入更具优势的技术，将会帮助教练更好地创建计划、成为更好的教练，而这将会吸引更多的客户，促使业务更加成功。

业务增长

当教练和参与者适应了一项步行训练时，请注意鼓励和促进彼此的成长。成功的企业家不仅要能很快适应形式的变化，而且要乐于做出改变并制订相应的计划。企业的成长和变化有多种形式，下面将会探讨一下这个问题。

教练

作为独立的私人教练或仅是步行爱好者，从每周只开设一两门步行课这样的简单计划开始，并考虑如果在你要休假或有个人紧急事件的情况下，谁可以代替自己上课。代课教练可以是教练的步行班成员，或者如果教练是一名私人教练或团体健身教练，也许同事有兴趣代替教练上一节步行课。邀请代课教练参加一两堂课，熟悉教练的上课形式。至少代课教练要有信心管理一个团队，了解训练的各个组成部分，包括热身、训练和拉伸。此外，任何一名上步行课的教练都应该接受心肺复苏培训。

如果代课教练做得好，可以进一步考虑，培养他们与教练的关系，鼓励代课教练取得教练证（如果他们还没有取得），从而成为教练的正式教练。如果教练的课程规模正在扩大（超过 20 人），考虑增加助理教练。可以分成两组进行训练，或者让助理教练跟在小组成员的后面，以确保没有人掉队。

教练可能会发现还是创建两个小组的教学效果更好，而助理教练正好可以接管其中一个小组。

支持人员

我们已经讨论过如何在教练的步行计划管理方面做得更好。但是，如果教练想要一直扩大业务，那么对业务管理的要求也会更高。之前给的一些建议，现在就必须做到。如果教练一直都是一个人管理所有的事情，那么雇用 3 个关键职位的员工，将会减轻很多负担，雇用 1 名簿记员，1 名会计和 1 名网络支持人员对于业务发展很有帮助。

更多课程

如果上课的人数一直都超过 25 人，那么是时候在每周的课程表上增加更多的课程了。另外，如果注意到步行是一些人唯一的心肺锻炼项目时，那么在他们方便的时间提供每周 3 ～ 4 次这样的锻炼是个不错的选择，这样他们每周至少可以参加 2 次这样的课程。如果参与者每周参加 3 节以上的课程，那么他们就能注意到自己的心肺健康状况会有很大的改善，而且还会降低受伤的风险。如果每周只参加 1 节课，也不做其他形式的体育活动，不经常在课外步行，那么这些人的肌肉、肌腱和韧带就会变得很脆弱。因为长期不运动和经常运动的人，在身体素质上会有很大的差异。

专业步行课

教练可能会惊讶地发现，步行课程吸引了大量的新手来参加锻炼，这是因为步行是一种易于实现的锻炼方式，对于很多从来不喜欢去健身房，也不喜欢参加正式锻炼课程的人来说，步行很有吸引力。而且对于这些人来说，添加力量训练的步行课程更有价值，也更适合他们。如果已经赢得了他们的信任，可以向他们推荐几种新的运动形式和课程，如步行训练营、马拉松步行、劲走、拉伸训练，以及正念行走。

当教练赢得了客户的信任之后，教练可能会发现，客户还会想要尝试其他类型的课程。例如，徒步旅行、立式单桨冲浪板、户外瑜伽、伸展运动、户外力量训练、普拉提、太极，甚至轮滑课程。

保持创意和新鲜感

　　教练需要为业务维持新鲜感。多年来，如果教练的步行训练课程一直在进行间歇训练，参与者可能会感到乏味，此时，需要提供一些新的选择让参与者在经过一次训练体验之后还想要继续体验下去。有时，只需要花几分钟的时间坐下来思考一下，如何调整时间、改变地点、改变练习顺序、找到新的路线或相似的路线，或者参考一下目前的研究，也许就能获得一些新的灵感，激发创造力，让课程更加丰富，更有吸引力。

参加研讨会

　　正如面对面的步行课能给人们带来强烈的感官体验，参加研讨会，见一见其他的专业人士，听一听专家的发言，也能够很好的激发步行教练的灵感以及保持他们的热情。学习关于运动生理学、解剖学、营养学、步行方法、指导技巧、行为改变等内容，任何方面的学习和研究都有可能对教练和参与者有益，然后把这些理念融入课程当中。我们曾参加过美国运动医学会举办的健康与健身峰会，CanfitPro 举办的世界健身博览会（在加拿大），以及由America Walks 举办的两年一度的全国步行峰会。

步行寻找灵感

训练技巧

　　有一天，米歇尔对步行锻炼的情绪不高，由此她创造了一种新的步行锻炼方式。她来到户外，设定了 1 英里的目标，她以 19 分钟的速度轻松地完成这一目标。在第 1 英里结束时，她的情绪有所改善，所以她又行走了 1 英里，花费了 17 分钟。然后，她觉得自己此时更有活力、更快乐，所以她用轻快的步伐跑了起来，这 1 英里大约用了 14 分钟。最后，她决定再走 1 英里，她把最后 1 英里当作一场比赛，想要看看自己能有多快——11.5 分钟！在她不想走路的那天，她走完了 4 英里的路程。无论是线下还是线上的私人客户，她都曾指导他们进行过这样的锻炼，事实证明这是个很好的方法，不仅能激发客户的动力，还能在结束的时候让客户获得一种成就感。

阅读

通过阅读具体或广泛的书籍扩充自己的知识，让自己不断了解前沿的健身资讯。许多有关健身行业的杂志和书籍都对教练工作有所帮助。重点关注步行、跑步和力量训练的出版物，也可以拓宽学习范围，涉及人体耐力、步行方法、环境和人体状况的书籍都可以阅读。可推荐的书目数不胜数；参见附录 A 中的推荐阅读书目。

步行

可以肯定的是，当一个人步行的时候，往往会有一个很棒的想法出现在脑海中。斯坦福大学的研究人员发现，与坐着相比，走路时的创造力会提高60%[1]。可以实验一下，在新的步行路线上漫步，让思绪跟着你一起漫游，让身体和大脑通同时运动起来。可以在这期间插入力量或增强式训练，使用不同的口号或暗示提醒参与者走得更快。让步行带给你力量和灵感，帮助你提高创造力和想象力，成为一名更好的教练。

有了步行课程和计划，以及步行业务的扩大方案，就可以开始推广步行锻炼课程。下一章将介绍一些案例，以帮助人们表达自己的想法。

参考文献

1. Oppezzo, M. and Schwartz, D.L. 2014. "Give Your Ideas Some Legs: The Positive Effect of Walking on Creative Thinking." *Journal of Experimental Psychology* 40 (4): 1142-52.

第 **11** 章

把步行当作训练

　　持续的沟通能够让教练与客户建立信任关系，关键是利用众多媒体工具与当前以及潜在的客户建立沟通。从社交媒体上的帖子到电子邮件和电子通信，所有方式都对教练建立自己的步行社区发挥着一定的作用。以下提供了许多关于如何推广步行计划的方法。

　　虽然有些方法可能有点老套，如为当地报纸写文章和发送健身简讯等，但是这些方法也可以非常有效地让人们知道教练在做什么以及能提供的课程。把步行计划消息发送给当地的报社，如果有成功的客户案例，把他们的事迹写到新闻稿中，不过这要先征得客户的许可才行。在许多社区，步行锻炼课程还是很新颖的。

社交媒体

　　将近 66% 的美国成年人和 75% 的互联网用户是脸书（Facebook）、推特（Twitter）、照片墙（Instagram）和色拉布（Snapchat）等社交网站的用户。在社交媒体上的成功可能也意味着业务或项目的成功。社交媒体往往占据了人们所有的空闲时间！请了解使用社交媒体的人口统计信息，如果潜在客户不使用某些社交媒体，或者根本不使用任何社交媒体，那么在社交媒体上投资，将会很难获得回报。如果他们经常使用社交媒体，那么采取明智的社交媒体策略将增强你与他们的联系，会大大提升客户数量，因为每个平台都可以为课程做宣传。

　　社交媒体上的直播现在越来越流行，与阅读博客或文章相比，用户更容易被直播所吸引，视频化的宣传方式更容易让人们看到，因此选择直播进行宣传，传播力度会更大。现在人们会在步行时带手机，教练可以通过视频来宣传步行的技术，还可以通过视频演示课程的内容。在流量大的直播平台上进行投资是值得的，因为它是一种既直观又广泛的宣传模式！

在社交媒体上传递积极的信息是必要的。我们将在下一章强调积极语言的重要性，无论是口头的还是书面的，都要选择积极的词汇。幽默的语言很有感染力，但在网络上发布的信息如果包含了负面的词汇，那么就会出现问题。例如，讽刺幽默很难当着别人的面表达出效果，在社交媒体上也不可能做到。在社交媒体上发送信息之前，重读一遍，不仅要注意拼写错误，还要注意语气。

此外，一定要在社交媒体上寻找新的流行趋势，以此来提高人气，从而达到鼓励和推广步行锻炼的目的。例如，了解如何正确使用话题标签（参见本章后面的"＃步行"部分）。

脸书

大多数公司都有脸书账号，因为这是人们经常访问的社交媒体。对于使用脸书的客户来说，使用脸书沟通是一种及时有效的方式，因为脸书上的帖子可以集灵感、信息和促销于一身。人们通常会申请两个脸书账号，一个个人账号，一个商业账号，我们强烈推荐使用专门的商业账号。脸书提供了一个发布联系信息的区域，包括地理位置、网站和电话号码。在脸书上发布照片和视频，让追随者参与进来。发帖的频率取决于目标和资源。脸书还可以用来安排和宣传特别活动，如果计划举行一次非正式但有时间限制的 5 千米步行活动，可以在脸书上向他人介绍比赛。脸书允许设置活动的简介、时间和日期，以及在自己的追随者之外进行推广。最好为每个课程都设计一些活动。如果决定以广告的形式增加帖子的阅读量，根据预算，可以选择特定的目标群体（包括他们的地区和兴趣），有针对性地进行推广。

甚至可以在脸书上建立特殊的群组。也许一些独自训练的人想要参加社交活动？也许人们对设定一个超过一个月或一年的距离目标感兴趣？他们可以选择独自训练，但同时可以在脸书群组上发布他们的训练进展。作为这样一个团体的管理员，可以帮助他们维持动力，他们会更加努力！如果有些帖子下面出现了负面评论，可以考虑一下设置评论、查看的权限或者分组可见。如果这样做太麻烦，可以请群里的一名成员负责审查请求进群者的资格。

推特

事实证明，推特目前已经成为传播和了解时事的一个强大平台。它受欢迎的理由在于内容简洁，因为推特上的任何帖子或推文都不能超过 280 个字符。由于任何推文都可以嵌入网站、文章、照片或视频的链接，这种简洁也是非正式的。简单的操作，丰富的内容，使得它成为获取新消息和研究的平台。教练可能会发现在步行、训练和营养方面紧跟专家的推特很有必要，可以转发他们发布的信息与参与者共享。

如果教练的参与者在推特上关注教练，一个简单的转发就能与他们分享这些信息。还可以通过电子邮件、简讯、博客文章或其他社交媒体与教练的跟随者进行共享。

教练可能希望自己的推特账号以及其他社交媒体账号的内容完全是关于步行方面的。或者，教练可能希望这些社交媒体账号的内容在步行方面更加个性化。那么教练可以创建专门的推特账号，并使每个账号都有独特的关注点，这也是照片墙需要考虑的问题。无论是大公司、小公司、学者、名人还是个人，现在都使用推特。

照片墙

照片墙上的每一篇帖子都是一张照片或一段视频，这让它本身更加有吸引力，也更适合推广健身和健康的生活方式。照片墙是一个有活力而又强大的在线平台，它可能会成为一个变相展示身材的地方。研究表明，一些展示完美身材的自拍照片会使人们进行自我比较，容易让人产生沮丧甚至羞愧的感觉[1]。我们发现，那些美丽的户外风景照片能激发人们到户外锻炼的欲望。

如果上课的时候带着手机，可以在照片墙上发布一些步行课的趣事，这样的照片和小视频可以激发人们的好奇心。通常，一天发一次帖子或者隔天发一次帖子，这样的频率不会引起人们的视觉疲劳，否则会让人们产生无聊感。在社交媒体上，除非教练有发布他人照片的书面许可，否则拍摄照片时，应该从他们的背后或侧面，拍一些不易被辨认的照片。客户对隐私的敏感度极高，请注意尊重他人的隐私。

而且，照片墙还有一个直接发送消息的功能。这样，教练就可以将照片发送到特定的组，不必向所有跟随者展示。如果想在照片墙上张贴一组照片，但照片中有他人清晰的面孔，这时分组功能就显得非常有用。尽管如此，还是要询问他人是否同意将照片展示给该组成员，也可以在学员加入课程前与他签署相关的协议。

阅后即焚

　　阅后即焚可以让教练向追随者发送视频内容。超过 70% 的阅后即焚用户的年龄在 18～34 岁。如果客户的年龄范围也是这样，也意料之中的。然而，最近调查显示，阅后即焚在年轻人中越来越不受欢迎。所以在投资这个平台之前，先了解一下客户是否喜欢用这个平台。

　　社交媒体是建立步行团体或企业的一种简单、快捷的方式，因为使用社交媒体的成本较低，而且很容易把人们联系在一起。下面是如何使用这些社交媒体的一些建议。

1. 创建并发布一个短视频或一组照片，吸引人们加入步行训练课程中来。
2. 使用话题标签在社交媒体上推广视频和帖子。虽然每个平台使用话题标签的方式略有不同，但一些流行的步行话题标签都差不多，例如，＃劲走、＃快走、＃步行锻炼、＃户外健身、＃（所在城镇的名称）户外健身等。将这些话题标签添加到要发布的帖子中去。
3. 在各种社交媒体上发帖和跟帖！

网站

　　当今，网站就相当于店铺。即使有一个真正的实体店铺，但是，如果人们想要了解更多课程的信息，他们会先选择浏览网站，而不是去实体店。把网站看作是第一次问候和迎接他人的契机，所以请好好建设网站。当人们点开网站时，让他们能够从所提供的东西中受到一些启发，让他们感受到教练的真诚、坦率和课程品质的卓越。这些东西都可以从网站上的照片和文字中反映出来。向访问者展示教练的价值，张贴一些步行的地点，风景和计划去哪里步行的照片，还可以添加几张团体的照片，表明教练很热爱社区步行。讲述教练的故事，并在网站文章中引用教练的名言。可以上网搜索一下，找找灵感和创意，例如，一些关于启发、动机、兴趣、自然、积极的内容。

步行

在社交媒体上使用话题标签有助于发展步行业务或课程。话题标签的正确格式是不需要在文字前面加空格，而是在文字前面加上 "#" 号，话题可以是任意单词的组合。话题标签可以把发布在社交媒体上的信息分类，使他人更容易发现这些信息。大约 75% 的人会在社交媒体上使用话题标签。下面的 10 个要点可以帮助教练更好地使用话题标签。

1. 话题标签由用户根据自己的喜好创建和管理，用户可以选择创建自己的话题标签，也可以直接使用他人已经创建好的话题标签。在推特上，使用话题标签可以将推文附在一段对话上。在照片墙上，使用话题标签可以描述帖子内容。在脸书上，话题标签适合在开放的商业账户上使用，而不是在具有安全隐私设置的个人账户上使用。

2. 使用适合的话题标签有助于吸引人们的关注，让人们对教练的步行业务或课程感兴趣。

3. 想要让话题标签受到关注，社交媒体账户必须是公开的，否则，只有关注教练的人才能看到。

4. 可以在照片墙和脸书上使用话题标签，方法是使用话题标签贴纸，或者把话题标签直接插入文本当中。

5. 当话题标签特别符合帖子内容时，它们起到的作用才会更大。例如，"#步行"比"#好天气"更好，"#间歇步行"比"#健康"更合适。

6. 根据研究，有效的话题标签数量因社交平台而异。对于推特和脸书来说，1～2 个话题标签最好；而在照片墙上，数量可以达到 8～10 个，照片墙上的话题标签可以插入评论部分，以保持标题的美观。

7. 使用适合当前客户和潜在客户的话题标签。为了吸引特定的目标客户，可以考虑查看竞争对手（如本地健身企业）的话题标签，或者在社交媒体上搜索相关的话题标签，例如，#散步，#步行，#快走，#劲走。

8. 如果发布了一个很流行的话题标签，那么内容可能会被错过。因为这个标签下还有很多其他的帖子，但是也有可能因为有大量的阅读量而变成热门话题标签。

9. 一个小众的话题标签很可能会带来一个潜在的市场和品牌机遇。尝试创建不同的话题标签并关注一下人们的阅读量。

10. 除了在自己的帖子上创建和使用话题标签外，还可以跟踪一些话题标签以了解新的流行趋势。

网站上的信息需要不断更新。好的网站设计可以吸引人们一直查看网站上的信息，甚至是立刻在线注册成为会员。确保访问者登录主页后，能够随时访问企业的基本信息，包括企业名称、教练信息、联系方式，以及课程列表，还有课程时间、日期、周期、费用和支付详情等信息。最大限度地利用照片的优势，如使用一些笑脸、步行人群、户外美景的照片。

在过去的 10 年中，网站的设计和实现变得更加容易，从而减少了创建和维护网站的资金负担。如果需要创建自己的网站，可以在互联网上找到大量有关创建和设计网站的资源，或者可以请认识的小型企业家分享他们的网站创建经验和建议，还可以考虑雇用一个网络助理。总之，要把目光放得长远一些，应该经常以观察者的眼光访问自己的网站，检查每一页，以确保内容是新的和准确的。

照片

如果网站上有教练的照片（我们希望有！），确保照片是符合当前季节的。如果要招收暑期班的学员，在网站上使用冬天的照片，效果就不会太好，客户会认为教练很不专业。确保发送给客户的弃权声明中包含免责声明，允许参与者的照片用于教练的网站或教练可能希望使用它们的任何其他地方，如社交媒体。参见附录 B 中的豁免事例。

课程说明

如果某项课程已经结束很长时间了，却还在网页上张贴着，访问者进入就会发现已经过期了。因此，应该在课程结束前从网站上删除，以便附上即将开课的课程链接。请注意，随到随学的课程在任何时候都可以用。至少提前 4 个星期更换下一个课程的链接，这样人们就可以提前做好计划。如果想推出特殊的年度研修班或活动，请至少提前 2 ～ 4 个月发布。如果年度活动很受欢迎，请在活动结束后尽快公布下一年的时间、日期和费用。

常见问题

人们对课程的疑问往往是相同或相似的。在网站上提前贴出这些问题的回答将会很有帮助。每一年或者有关键信息发生变化时，都应该对此进行审查和更新。

也许教练想在网站上张贴一些常见问题及答案，以节省打电话或回复电子邮件的时间，下面给出了一些常见问题，可供参考。

1. 什么是劲走？
2. 劲走是竞走吗？
3. 全部都是户外步行吗？
4. 如果我很久没锻炼了是否会有影响？
5. 我该穿什么？
6. 我该带什么？
7. 有地方存放我的东西吗？
8. 有洗手间吗？
9. 我怎么知道哪个班适合我？
10. 你们提供退款服务吗？

付款选项

如果网站提供在线付款，则需要为每个课程创建付款选项。一旦课程注册人数已达上限或课程结束，请务必从网站上和付款界面中删除付款选项。这样做的好处是，即使客户端没有清除缓存，依然显示的是以前的价格，他们也无法按照以前的价格付款。

关于教练

新来的客户会经常访问网站上的相关网页，要每年更新照片。如果教练的信息放在网站上面，也请及时更新教练的简历。教练自己也会惊讶于一年后的变化。

如果写了一个博客，请定期更新，这样跟随者就会知道什么时候能看到它，他们也会知道教练一直在专注自己的事业。一个更好的选择是定期给联系人发送一份简讯。

简讯

小型企业专家对简讯有不同的看法。一些人认为它会把收件箱弄得乱七八糟，是垃圾邮件，最后大部分都会被放入垃圾箱。另一些人则认为这种方式有它自己的价值，如果教练有即将推出的新课程，它可以为客户或团队参与者提供一些信息，以激发他们参加新的课程的热情，能达到这个目的的简讯是很有价值的。一条内容有意义的简讯以及恰当的发送频率，将会大大提高它被阅读的概率，而不是被放入垃圾箱。如果课程周期定为 6 周或 8 周，可以在新一轮课程开始之前使用简讯来提醒客户提前进行注册。

创建一条简讯，内容要符合客户的需求。如果只是想推销课程，人们就会停止阅读或取消订阅。可以免费给人们提供有价值的信息，如教练的经验或专家的建议，也可以涉及一些步行技巧、当地步行活动的信息、营养建议、力量和拉伸指导、健身和健康研究，以及任何可以激励人们去健身的信息。

如果创建了一条有效的简讯，它就能发挥更大的作用。有效的简讯要使用具有视觉冲击力的照片，把它张贴到网站上，这样网站的访问者就可以了解教练的步行业务的最新情况。在网站上保存一份简讯档案，并定期确认是否已经更新。

创建简讯较流行的工具包括 MailChimp、Campaign Monitor 和 Squarespace。这些在线软件拥有强大的模板设计、编辑、安排和跟踪功能，大多数都有免费版本和付费升级版本，付费版本通常可以提供更精确的日程安排和数据收集信息。但是，一些免费版也能提供有价值的服务，如跟踪哪些人打开了邮件、点击嵌入式链接的次数，以及是否同时发布到推特和脸书上。如果教练还没有简讯，下面的内容会告诉教练如何最大限度地发挥简讯的作用。

如果教练每周都会向学员发送电子邮件，而这些学员也是社交媒体的固定用户，那么就不要给他们再发送简讯了。大多数人会收到大量的简讯，而且会在收到的同时自动删除。尽管如此，我们发现，大多数课程的注册反而是在简讯发出后完成的。可以自己做一下实验，很快就会知道哪种方式能得到更多的反馈。

电子邮件

每周给参加步行课程的人发一封电子邮件，是鼓励他们坚持上课的好方法之一。提醒他们下节课的时间和地点，根据天气预报给出穿衣建议，或者列出他们可能感兴趣的即将开始的当地步行比赛，也可以提供一些关于步行或营养的建议（如果这在你的训练范围之内）。只要内容简短明了，人们阅读的概率就会增加。在课程开始或结束时，一定要检查这些邮件中给出的信息，确保那些可能错过或没有时间阅读这些邮件的人能阅读到。

李发现每周给客户发一封电子邮件对她的业务很有帮助。周一上午，她会给已注册上课的学员和一些要求留在通讯组中的长期客户发送一封电子邮件。邮件的内容可以与下周的安排有关，包括上课的日期和时间、天气预报、停车或路线信息（如道路或交通关闭的信息），还可以包含一些表彰上周末完成步行比赛或活动的学员的信息。有时还可以提前通知一些特别活动，如特别的研修班或步行班。如果要发送电子邮件，请在邮件中添加教练的网站链接和社交媒体的链接，方便客户直接登录查看。

发短信

如果不想发送电子邮件，还可以选择发短信。米歇尔发现步行者更喜欢查看短信获取课程信息，而且他们还喜欢使用短信来交流小组的进度，还会发短信相互鼓励，甚至有些小组成员会在课后发短信相约一起去步行。如果小组成员较少还好，但对人数比较多的小组来说，可能发短信会很烦琐而且范围太大。如果教练想给一个小组成员发短信，首先要获得他们的许可，才能共享他们的电话号码。

发短信也是一种快速联系他人的好方法。例如，如果教练在课堂上等待学员的到来，但有些人迟到了，可以给他们发短信询问他们的情况。

口碑

认识教练的人，特别是参加过教练的课程的人，他们向别人推荐就是招募学员来上课的好办法。教练可以提供一些奖励，如当地咖啡店的礼品卡或步行课程的折扣，以激励学员帮教练宣传，或者可以请求他们替教练宣传。当学员信任教练，认可教练的指导，并由衷地希望教练的课程可以取得成功时，教练会惊奇地发现，他们非常乐意向别人推荐教练的课程。

广告

教练可能会发现，与收入相比，广告费用相当贵，是一笔很大的开销。在传统的媒体上打广告可能会奏效，但大部分的形式十分老套，并且价格不菲。李早期阶段在当地报纸上刊登过一些广告并取得了一些成效，但后来她发现使用社交媒体的效果更好，甚至付费让他人发帖宣传。尽管如此，传统的投递传单策略，特别是在课程所在地的附近区域发放传单，是成本较低且较有效的方式。传单上一定要有时间、日期、费用和课程安排等信息，还可以有一些关于教练、步行和健身经验的简短介绍。根据传统的营销经验，在传单上添加一些照片会吸引人们的关注，所以，教练可以在步行地点拍摄一些照片放在传单上。

征求反馈意见

真诚的反馈信息对教练的业务来说是宝贵的意见。如果教练的班级规模很小，可以通过电子邮件发送一份简单的调查问卷，这样很快就能收集想要的信息。随着班级规模（12 人以上）或上课频率（每周 3 次以上）的增加，考虑使用更正式的调查方式，例如，采用电子邮件营销应用提供的调查方式。这些应用程序会以表格的形式让教练清楚地了解客户的反馈信息。

给步行教练的问题

如果班级只有一名教练，请回答以下问题，以确定教练是否适合领导这个班级。如果教练雇用了另外一名教练，请他给一份问卷（如果有多名教练，请使用调查工具），仔细思考他们对这些问题做出的回答。

1. 学员在课堂上是否感到安全？你觉得安全吗？
2. 班级是否达到了设定的人数目标？
3. 步行地点是否易于管理？
4. 你是否能有效地控制团队的节奏？
5. 你是否能准时下课？
6. 每个人是否能及时为课程付款？
7. 你的付款系统是否易于管理？
8. 学员的出勤率是否能够保证？
9. 在每堂课上，你是否有几分钟的时间和每个学员进行交谈？

给学员的问题

使用下列问题，或其他教练认为重要的问题，以书面形式回答，分数定在 1 ～ 10 分。

问题设置的数量要适当，不能太多，否则会打击人们回答这些问题的积极性。有时可能需要添加特定的问题，例如，教练可能想要问学员，如果课程不提供力量练习，他们是否想在课堂上增加这一项。

1. 你是否在步行课上感到安全？

2. 你是否喜欢这里的环境？

3. 这门课是你想上的吗？

4. 你的锻炼效果如何？

5. 你如何评价课程的难易程度？容易？困难？适中？

6. 你在上课前的精力如何？

7. 下课后的精力如何？

8. 上课前，你的心情如何？

9. 下课后，你的心情如何？

当收集有关步行课程的信息时，请记住，教练不可能让每个人都满意。但尽可能地解决教练所关心或在意的问题，尤其是任何可能会暴露出来的安全问题。使用反馈来确认教练所做的调整是否有效，以便做出更好的改进，使教练的业务更加成功。

融入社区

在我们的社会中，有很多因素会减少与他人面对面交流的机会，由此产生的疏离其实会对人们的身心健康产生不利的影响。人类需要与他人进行交流和互动。步行课程就提供了一个良好的契机，创建一个步行社区，让人们有机会走出办公室和家庭，远离计算机和手机，一起分享故事，相互鼓励，互相支持，一起步行可以使参加者互相了解。在热身和拉伸的过程中，以及在两次间歇训练期间，都有时间让学员聊天和建立友谊。面对面的交谈对于建立人与人之间的信任和人际关系至关重要。教练在创建步行社区的过程中提供了强大的服务，而这也有助于建立学员对教练的忠诚度。

当教练鼓励并积极参与扩展社区时，这种影响也将进一步扩大。它将有助于教练发展业务，并让参与者和社区成员有一种强烈的归属感。世界各地许多城市，会在 5 月的第一个周末进行 Jane's Walks 活动。这是为了纪念城市规划师简·雅各布斯。考虑提供一个以健身为重点的自由步行活动，这个活动可能会为教练吸引到一些客户。以当地的清洁日为主题创建一个步行活动小组，让参与者穿上印有专属标志的衬衫，可以顺便为教练的业务做推广。

故事漫步

案例研究

有些孩子不必在阅读和户外玩耍之间做出选择。相反，他们可以在走（或跑）的同时，阅读故事。故事漫步的特点，就是将儿童读物一页一页地附在沿途的路线上，或者道路旁竖立的木桩上。当孩子和他们的父母沿着这条路线走（或跑）时，他们就可以阅读这个故事。

这个想法是佛蒙特州蒙彼利埃的安妮·弗格森在 2007 年提出的。当时，安妮是一名慢性病预防专家，她想设计一些"与众不同但非常有趣"的东西，让家长和孩子们都能积极参与。安妮说："积极的父母就会培养出积极的孩子，体育活动是预防慢性病的有效方式，希望父母能够与孩子们一起运动起来。"

在解决了书籍的版权问题后，安妮在当地的公园里沿着一条人流量较大的小路张贴了大卫·埃兹拉·斯坦的书籍《树叶》，并附上了一本笔记本以征求人们的反馈意见。在蒙彼利埃的凯洛格 - 哈伯德图书馆的帮助下，这个计划在包括佛蒙特州在内的 50 个州和 14 个国家受到了热烈的反响，而且该计划完全由公众捐款资助。

许多故事漫步计划都是由图书馆发起的，可以由任何感兴趣的人或组织来完成。可以在学校或社区建筑周围，也可以在市中心或购物中心的商店橱窗里存放图书。室内场所，如博物馆、医院、学校、社区中心或其他地方都可以进行故事漫步。无论书上的文字多少，都可以当作故事漫步的用书，而每页图书之间的距离可远可近，具体取决于参与者的身体素质。一些儿童团体甚至自己编写了故事，还在故事中附上了插图。

想要了解更多信息，请访问相关网站。

（参见第 10 章的"季节性因素"部分的营销思路）有更多的方法可以让教练参与社区内的活动。

比赛

即使是较小的社区也会举办筹款活动、步行活动或比赛。鼓励参与者参与其中并为他们进行培训，或者鼓励他们在当地比赛中成为供水站或急救站的志愿者。让比赛的组织者们了解，教练提供培训是为了让人们都参与健身。询问比赛的组织者是否提供步行项目，如果没有，鼓励他们设置步行项目，也许有机会可以与比赛的组织者共同创建步行项目（参见第 8 章"设有竞走项目的比赛"部分）。如果你认为这个活动有价值，就可以为其筹集资金。

社区步行能力

在美国许多大城市中，人们越来越意识到，步行能力对人们的健康来说至关重要。步行能力的广义定义是在一个区域内轻松行走的能力，即顺利通过人行道、行人与汽车之间的缓冲区、绿化带、人行横道以及有路灯和电线杆等障碍物区域的能力。即使在小城镇，人们也越来越认识到步行的便捷性和安全性等特点，以及步行对保持身体健康的重要作用。

教练可以成为社区步行锻炼的变革者。教练可以分享对"体育活动是促进健康重要的方式之一"这一理念的理解。向人们解释，良好的基础设施是可以帮助人们改善步行体验的，如人行道、照明条件、十字路口的设计等。向人们说明，如果住房环境很适合步行，那么这个社区的房价就高，相对来说犯罪率也会低，更安全，除此之外还能增加人流量，提升当地经济，提高社区满意度，减少交通问题等。开设步行班还可以为当地企业增加活力，改善当地经济，提高社区的满意度，减少车流量等。想了解更多关于如何使当地区域变得更适合步行，请访问相关网站。

对自己的步行能力进行肯定，会产生强大的自我激励效果。随着步行热情的提高，教练就愿意与他人分享步行心得，他人也会更有可能加入进来，为当地街道的改善贡献一份力量。道路上的车辆减少，社区变得更易于步行，人们对步行项目的兴趣和参与度也会更高，这是一个良性循环。

建立长期合作

如果你是一名私人教练或团体健身的领导者，可能需要一些"社会力量"来帮助你成长，与当地组织和企业合作能给你带来很大的助力。小企业希望以一种互补的形式与当地组织共同发展。米歇尔在一次女性休闲会议上成功地推销了她的步行项目。参会者同意在周末参加米歇尔的步行课程，作为交换，米歇尔也参加了其他人的课程，这些课程的费用大约是 1,500 美元，由于是彼此交换课程，她们没有直接为课程付费，所以也没有建立"步行需要付费"的概念，而这也是建立步行业务的一个常见障碍。根据米歇尔的经验，一旦女性体验过这门课程，她们就会发现它的价值所在，从而会愿意为这项服务买单，而且她们还会经常建议米歇尔提高费用。这次会议之后，米歇尔发现了一个有更多可支配收入的人群。

与当地的咖啡店和商店合作显然是一个不错的选择。例如，组织一次在当地咖啡店举办的步行活动。如果你能带一群人来咖啡店，咖啡店就可以为你提供折扣。

发现之旅

训练技巧

2009 年，在温哥华郊区召开的一次会议上，李想出去锻炼，但周围的环境似乎不太适合步行。她一般至少锻炼 30 分钟，所以她决定先看看周围的情况。不到 10 分钟的路程，她就来到了里士满奥运会的椭圆形大厅前，这是为 2010 年冬奥会而建的。她走进去，发现了一块宝地，奥运会结束后，这个地方就会成为社区的公共空间。从那次经历中，李决定每年开设一个为期两个月的徒步旅行课程。这个课程会从一个地方到另一个地方进行旅行，因此，每周她都会选择一个新的地方去旅行，给学员提供一个探索与发现的机会。

当地的商店也是一个上课的好地方。商店可以提供免费的空间，作为交换，教练要给商店带来一些利润。如果教练同意把商店的标志加入教练的标志中，与商店联名，商店就会给教练提供购买鞋子或衣服的折扣或优惠。这些企业还会在他们的社交媒体和简讯中发布信息，为教练的课程做广告。教练甚至可以找其他的企业，如健康中心、药房或服装店，说服他们与自己进行业务合作，并从中获益。

社区中心和图书馆也许可以张贴传单，还可以为教练的课程提供空间。如果教练把业务作为一项本地服务，他们就更有可能支持教练。

另外，关注当地社区的一些自由步行者，或许能在路上看到他们，或者通过网络找到他们。这些团体中的一些人可能会参加教练的课程，或者他们也可能会邀请教练为他们培训。

当教练的营销内容符合教练的宣传内容，教练的课程自然会有好口碑，而教练所做的促销活动都将更有成效。既然教练关系到客户的满意程度，我们就有必要仔细研究一下如何塑造专业教练。下一章将介绍如何让教练变得更加优秀。

参考文献

1. Tiggemann, M., and Zaccardo, M. 2015. "'Exercise to Be Fit, Not Skinny': The Effect of Fitspiration Imagery on Women's Body Image." *Body Image* 15 (9): 61-67.

第12章

优秀的教练

如果人们在下课的时候觉得还不错，那么他们就会继续来上课。研究表明，运动具有抗疲劳的作用[1]。如果能为人们提供一节精心设计的训练课程，运动过后，他们会感觉身体轻松、舒畅。目前来说，以增强心肺功能为目的的运动形式越来越多，要怎么做才能让人们选择你的步行计划或课程，而不是其他的健身计划？

答案很简单，一位优秀的教练和一份合理的计划！

让我们一起探讨一下实现这一目标的方法。

怎样成为优秀的教练？

健身计划能取得成功，秘诀就是拥有一名经验丰富且富有热情的教练或指导者。对于步行项目来说尤其如此，因为大多数人认为步行是自己天生就能做好的事情，其实不然。我们以前听过这样的说法："开玩笑，谁会需要教练来教我们如何步行？"或者"我知道该怎么步行。"很少有人把步行变当成一种锻炼，如果没有接受过步行训练，就无法保证步行锻炼的正确性。一名好的教练能够把步行变成一种运动，一种心跳适当加速的有氧运动；建立让人们能够坚持锻炼的步行计划，让每个人都参与进来，集体的力量能够促使人们坚持锻炼；要不断激励人们勇敢地做出改变。让我们来看看怎样才能成为一名优秀的教练。

真实性

"authentic"一词的定义是真正的或真实的。当我们谈论某人的真实性时，到底是什么意思？用"真正的"形容恶霸，例如，"你是一个真正的恶霸"，这里的"真正的"意思就是"你是一个不可不扣的恶霸"。但当我们用"真正的"形容一个好人时，这通常是一种赞美。一名真正的教练要有正直的品格，需要做到言行一致。

打卡任务

训练技巧

想要让客户在没有教练监督的时候也能严格要求自己，就鼓励他们每天做一些打卡任务来约束自己。每天完成打卡，想办法让自己养成坚持打卡的习惯。例如，可以利用彩色卡纸或珠子，将其串成一条链子，每次完成步行任务就在上面添加一张纸或一颗珠子。如果每天都进行这样的打卡任务，人们通常就不想打破已建立的连贯性，所以当他们独自一人的时候，就不会产生偷懒的想法，或者给自己找各种各样的借口，如没有时间、太累，或者天气不好。如果有一天他们的打卡任务中断了，连贯性就会被打破，他们就不得不重新开始。客户还可以通过应用程序进行在线打卡。

哈佛商学院教授比尔·乔治说，真正的领导者要具备 4 种品质：一是能够不断学习和成长；二是能够管理自己的情绪，即便在困难的环境下也能与他人有效地沟通；三是勇于承认自己的错误；四是能敏锐地感受他人的需要。

乔治所说的一个好的领导者的核心品质其实是正直，一个正直的人能够勇于寻求真理，诚实地分享真理，真诚地生活，理解与尊重他人。当教练在任何情况下都能够按照这样的标准生活时，教练就会成为一个正直的人，因为教练所表现出来的就是真实的自己。教练在私下里和公开场合中的言行要一致，不会因为金钱、名誉而有所改变，也不会因为谈话对象的不同而改变。一名正直的教练意味着在指导的过程中能够做到一视同仁。

言行一致

如果教练想鼓励人们进行步行锻炼，教练自己要热爱步行才行。只有这样，才有资格成为一名优秀的教练，只有当教练自己真正热爱步行，教练对步行所展现的热情才会具有感染力，才能让人们想要和教练一起锻炼，认可教练的专业性。接下来事情会怎样发展？假设教练对步行的热情激发了班上的学员去报名参加 5 千米步行比赛，学员想让教练指导他们完成比赛，但是，教练从来没有参加过 5 千米步行比赛，也没有过指导过这项比赛的经验。在这种情况下，教练可以给他们提供两个基于真实情况的选择。一个选择是告诉学员自己没有参加 5 千米比赛的个人经验，但是愿意帮助他们，愿意研究以往的比赛，向经验丰富的教练请教，以充分地了解这项比赛，在此基础上为他们提供帮助，教练甚至可以亲自去参加比赛以获得第一手经验。另一个选择是为他们介绍另一位有比赛经验的教练。不管怎样，教练都做到了诚实，也给了他们自己做决定的权利，让他们可以选择自己认为好的选项。如果他们决定选择教练，这都就表示他们相信教练，因为教练为人正直而又真诚。如果他们选择了教练推荐的其他教练，同样可以肯定的是，他们相信教练所推荐的人，即使他们没有接触过那位教练。无论选择哪一个，其实都是基于对教练的信任。

尽管我们总是认为优秀的运动员，甚至是冠军才有资格当教练。无论是什么类型的教练，这都不是先决条件。教练不必走在团队的前面，使用循环策略和训练技巧将参与者保持在一个固定的速度之下，控制学员的速度，包括那些比教练走得更快的人。也许你没有完美的步行技术，但只要能展示出步行技术的方方面面就足够了，重要的是帮助学员找到适合他们的方法，帮助他们提升步行水平。

倾听

每个人都希望自己的想法能够被别人倾听。如果教练是一个善于并乐于倾听他人诉求的人，通常学员会对教练有很高的评价。但是，在倾听他人的诉求之前要询问一些问题。在客户加入教练的计划之前，让他们填写健康调查问卷。上课时，教练可以提出几个开放式的问题来获取一些信息，例如，你今天过得怎么样？你这一周过得怎么样？跟我说说你步行的情况。听听他们的答案，这样教练才能有针对性地做出调整，就像客户向教练学习一样，教练多听听客户的想法，也是一种学习。当教练尽可能多地了解客户的步行能力和目标后，再利用这些信息进行个性化地指导，这样才会更有成效。

上课前

在上课之前，让学员填写一份健康调查问卷来了解他们。直到最近，健身行业才有了体力活动适应能力问卷，这是一份基础调查问卷。问卷中有 7 个与健康有关的问题，如果一个人对全部问题的回答都是肯定的，则建议他们在进行健身活动之前，获得医生的许可。

用综合评估问卷代替体力活动适应能力问卷，教练会获得更多的信息。有关综合评估问卷和其他调查问卷的详细信息，参见附录 B。

询问他们是否认同锻炼和步行有益身体健康这一观点。这样一个开放式的问题具有很大的启发性，通常能为教练提供一些有用的信息。另一个有用的开放式问题是，他们选择步行锻炼是否有具体的目标。如果他们没有目标，就鼓励他们设定一个目标。有了目标，他们就会朝着这个目标努力。如果他们能切实感受步行带来的变化，就有助于保持步行的积极性。接下来询问他们是否能够预测实现目标会遇到的障碍，如果能够预测，就鼓励他们在遇到障碍时想出克服的办法。教练要做的就是准备好一项计划，帮助他们有一个良好的开端。当他们分享自己的步行方案时，就会有更多的人参与进来。

上课时

发起步行计划的好处就是，教练有机会了解不同的人，有时间和他们聊天，问他们一些问题，听一听他们的答案，感受到他们的情绪。如果教练上的是60 分钟的步行课，训练的强度集中在 10 ~ 30 分钟，那么教练将有 30 ~ 50 分钟的时间和客户交流。在课程开始时，计算一下可以分配给每名客户多少时间。例如，在一个有 20 人参加的 60 分钟的课程中，每名参与者可以分配 3 分钟的时间。除去热身和拉伸运动所需时间，与整个团队交谈所需的时间，以及集中精力进行高强度训练所需的时间之后，其实剩下的时间是很少的。根据本章前面"倾听"部分的内容，确保在一个问题上至少与每名参与者都进行一次沟通。无论发生什么都要与学员建立联系，以获取有价值的信息。例如，有些人可能会承认，他们的工作太忙了，已经几天没有步行了，所以教练要确保他们在课堂上要更加努力。如果有人正在生病，允许他们稍稍放松一些。其他时候，教练了解到的是一些一般信息，如他们的家庭成员面临健康危机，他们非常担心。请记住这些信息，甚至把这些信息记录下来，说不定以后用得上。

下课后

对于那些需要特别关注或时常缺课的学员，教练只要花一点时间就能了解他们，给他们发送电子邮件或短信不会花费太多时间。如果教练在课堂上等某些学员来上课，但他没有出现，可以给他们发一条短信以询问情况。一般情况下，电子邮件的侵扰性较小，因为电子邮件不需要立即回复。如果有人已经一个星期或者更长的时间没有来上课，并且没有说明他们是否会离开，那么就给他们发一封电子邮件。邮件的正文要围绕"签到"这样的主题，注意用语要委婉，不能使用批评的口吻，还要表达出自己的担忧，例如，我们已经有几个星期没看到你上课了，想知道你过得怎么样。我们希望下星期就能见到你!

了解事业

就像教练要倾听学员一样，教练也要不断吸纳健身领域专家的意见，关注新的健康和健身研究。显然，任何与步行表现有关的东西都是重要的。看到这本书，就是开了一个好头。请继续看下去! 阅读有关步行、健身和健康的书籍和杂志，会了解一些与步行有关的趣闻轶事，或者一些与步行有关的小窍门。此外，阅读跑步杂志也很有帮助，因为跑步者使用的许多练习、技巧和原则也适用于步行。如果学员有兴趣参加竞走比赛，跑步杂志上会提供很多有用的信息。多去参加会议，以便了解新的趋势和研究。关注社交媒体，尤其是推特上的知名专家，但要确保教练关注的是真正的专家，例如，从事运动生理学、运动心理学、生物力学、训练学、营养学、步行和跑步等领域的科学家。优秀的健身专业人士也会经常参加会议以提升他们的资质和相关经验，记者们也会报道新的研究和趋势。

教练需要关注任何有可能帮助自己把有价值的东西带到课堂上的话题，包括体育活动和营养、运动表现、心理健康、服装以及激励措施等。教练可能还没有成为专家，学到的一些东西可能不在教练的工作范围内，但有时候也能够帮助客户。例如，如果有人在上课时明显地表现出行动迟缓，可能是由于疲劳导致的，可以问问他们在过去的一周或一个月中是否有什么变化，或者询问他是否正在尝试一种新的饮食结构，即不吃含糖类的食物。只有当知识储备足够多的时候，才能将客户的饮食变化与疲劳现象联系起来。也正是因为了解了大量相关的理论和研究，才能在遇到这种情况的时候，为客户清楚地解释导致疲劳的原因，即身体在剧烈运动时，糖类会为身体提供能量，如果不摄取糖类，在运动时就没有足够的能量可以消耗。教练不需要告诉他们吃哪种食物，只需给他们解释糖类的作用，让他们明白下次来上课时该做些什么以避免疲劳。教练对任何可能影响参与者身心健康的事情了解得越多，就越能树立起可靠的教练形象。

了解不知道的事情

真正地了解不知道的事情，诚实地面对未知的事情，对于成为一位优秀的教练是必要的。不要害怕表达真实想法，为客户提供有价值的建议，客户就会尊重教练，因为他们知道，教练提出的任何建议都是基于自己的知识和经验。他们会信任教练，也会理解教练可能存在的知识缺口。

如果没有绝对的把握或者没有科学研究可以证明某些事情的真实性，也不意味着要保持沉默，这些研究仅意味着教练提供的信息或建议具有一定的可靠性。例如，教练在一本跑步杂志上读到一项可以有效预防跖筋膜炎的运动，并且对指导过的几名步行者有所帮助。又如，有人询问富含电解质的食物，或者需要确认某一特定食物的镁含量是否很高。如果教练不确定，要提醒他们自己不是专业的营养师，不能为他们提供可靠的信息，可以让他们进行研究。教练可以将客户想知道的信息分类，分为常识、研究人员目前正在研究的主题、个人或客户经验、需要进一步研究的有争议的观点等方面。关键是要正视信息来源，并且能够诚实地告诉客户。

了解教练不知道的事情还意味着，一旦超出了教练的能力范围，教练需要把客户介绍给相关的专家，让专家帮助客户解决具体问题。如果教练认识一些领域的专家，但不代表客户正好需要的是教练所认识的专家，了解客户需要的是什么类型的专家才是教练应该关注的。例如，足科医生、理疗师（参见"什么是理疗师？"）、按摩治疗师、骨科医生、运动医学医生、心理学家、注册营养师、生活教练、自然疗法医生或物理治疗师。

什么是理疗师？

当教练或客户有一些久治不愈的顽固疾病时，寻求理疗师的帮助是一个很好的选择。理疗师专门从事物理医学和康复工作，可以通过一些外在的治疗以达到恢复健康的目的。他们经常治疗疼痛，肌肉、骨骼损伤或影响运动和生活质量的损伤性疾病。米歇尔曾经常感到脚部疼痛，她看了足科医生和骨科医生，但没有得到任何缓解。最后是一位理疗师帮她找到了问题根源——她的臀部出现了一些问题导致了足部疼痛，在理疗师的帮助下，她恢复了健康。

调整你的计划

注意课堂参与者的反应。关注参与者对计划和课程结构的反应，这关系到他们是否能成为一名成功的步行者，以及教练是否能成为一位优秀的教练。例如，客户大多是在职的父母，那么在他们的孩子上下学之间安排课程，就表明教练认真考虑了他们的诉求。把夏季课程的上课时间提前，趁着一天中不太热的时候上课，就表明教练了解了学员们不喜欢在炎热天气里锻炼的心情，所以做出了调整。也许教练听过学员们这样抱怨："步行的地方太吵、太拥挤。"这表明是时候考虑换一个安静的地方了。教练应倾听学员们关于课程计划的任何想法。如果有人希望在课程中加入力量训练，就建议他选择 6 个星期的步行课程。当教练做出改变之后，关注来上课的人数是否会有变化。发一封电子邮件征求客户对教练所做出的调整的反馈，虽然教练不可能让每个人都满意，但请以专业的角度认真考虑每一个人的要求。

上课时，教练会观察人们的面部表情和肢体语言吗？如果学员表情僵硬、身体倦怠、步履蹒跚，这些都表明训练强度已经超出了他们能承受的范围。让他们适当休息一下，可以给他们讲笑话或让他们看看风景。如果情况正相反，每个人都很轻松，甚至能愉快地聊天，这表明训练强度太小，是时候让他们紧张起来了。有一个办法能够有效地阻止他们聊天，就是让他们在一段时间内计算他们的步数（参见第 5 章的"计步式训练"）。他们计数的时候不会说话，一旦说话，就会打断他们计数。尽管有些人还是想要说话，教练会听到一些抱怨，但大多数人还是很乐意听从教练的。在课堂上就要接受约束，否则，在没有教练的时候他们会边走边说！

说话

能够自如地对一群人发言和指导是成为户外步行教练的一项要求。教练的声音要足够大，可以被所有人听到，而且要有威慑力，能让人们听从指令。教练的声音本身可以不够洪亮，但一定要足够威严。

吹哨子是一种可以体现教练权威的方式。上课时带着哨子，与学员建立一个特定的哨声协议。例如，吹一声哨子表示速度间隔训练开始，吹两声表示速度间隔训练结束，吹三声表示继续循环练习（参见第 5 章的"循环练习"）。

作为教练，需要时刻保持热情，充满活力。如果教练真实的个性不是特别外向，也不妨碍你成为一名具有号召力的教练，学会说话的艺术能让你从一名优秀的教练变成一名有魅力的教练。

积极的语言

教练自然想表现积极的一面，因为鼓励能够激发出人们无限的潜力。击掌和赞美是两个可以提高人们信心和自尊心的方法。特别是赞美真正付出努力的人，能够让他们更加有动力。斯坦福大学心理学家卡萝尔·德威克在她的作品《心态：成功的新心理》中表明，教练不必根据具体的表现（如速度或完成时间）来鼓励学员，重要的是为他们树立一种成长型的心态。用她的话说，"有成长型心态的人……看重的是努力，因为无论能力大小，只要努力就能够激发出无限动力。"在步行课上，当某个人坚持上课，并且在训练中一直很努力时，要让他知道，教练注意到了他的努力。但是要让他们继续努力还有很长的路要走。顺便提一下，这就是基准步行能够很好地揭示努力具有积极影响的原因。

另一个能给课堂带来积极气氛的策略是使用合适的语言。例如，尽可能避免使用"不要"。如果指导人们拉伸腘绳肌，需要将一只脚抬高，弯曲髋部使身体前倾才能完成拉伸动作，但是人们往往会弯曲腰部，使得上半身更靠近大腿，这是一个常见的错误。此时教练提醒说"不要弯腰"或"不要弓背"，但是，想象一下在做这些姿势时，为了达到理想的效果，最大限度地进行伸展，人们已经很努力了。在这种情况下，不妨换一种说法："以髋部为轴，保持胸腔抬高，使髋部远离脚跟。想象一下从尾骨到头顶呈一条直线。"记住，当想要学员保持积极的心态时，做一些正确姿势和错误姿势的对比示范，效果可能会更好。在拉伸腘绳肌的例子中，可以让客户尝试弓背，让他们感受一下弓背时腘绳肌的拉伸状态是否有变化。

还有，以课程调整为例。教练指导人们以一定的速度出发，先尽可能快地走，直到他们到达下一个街角时再降低速度。当他们完成一周时，要求他们继续前行，但是避免对他们说"不要过马路"或"不要停下来"。

我的荣幸！

我们经常会听到人们回答"谢谢"这个词，这是很平常的事。但我们相信，用"不客气""我的荣幸"来代替"谢谢"会显得更有力量、更能让人愉快，会产生更加积极的效果。首先，当我们用"没问题"来回应就意味着存在有问题的情况，但事实可能并非如此。其次，如果客户对教练的感激之情有所减少，就意味着教练的工作没有做到位。教练尽可能多地使用积极的语言，为参与者创造一个更加和谐、积极的氛围。

成功地做到这一点的诀窍是不断地问自己，如何使用精确、具体的词汇来创造一个积极的氛围。为此付出努力将是值得的，教练说得越多，就会越容易做到。这是一种微妙的方式，能够为每节课都带来积极的能量。

同样，避免使用"但是""然而"。许多人都知道在批评之前要赞美，这是一个好方法。如果肯定陈述的后面没有"但是""然而"，效果会更好。显然，作为一名教练，不可避免地会批评别人，但是要学会使用积极的语言和词汇来表达批评的含义，不要直接批评别人。例如，教练对学员说："凯西，你手臂的动作在最后一段时间里保持得很好，但记住眼睛要注视地平线。"或者可以换一种说法："凯西，你手臂的动作在最后一段时间里保持得很好，你的眼睛可以注视前方来维持动作。"

微笑

有人说微笑是很好的治愈剂，我们都同意这样的说法。2018 年发表在《运动与锻炼心理学》杂志上的一项研究表明，在跑步时保持微笑可以减少氧气的消耗。换句话说，微笑能使跑步更轻松[2]。虽然他们的研究对象不是劲走者，但两者具有相似性，结论应该也是相似的。

即使微笑并不能让跑步或走路变得更容易，但是，当看到某人的微笑时，自己也会不自觉地微笑。微笑的感觉真的很好，请现在就试试看。如果教练在指导他人的时候面带微笑，学员也会对教练微笑。李喜欢以这样的方式进行训练：两个队朝相反的方向走，当他们相遇时，她鼓励两队学员互相"击掌"，这总是能让他们微笑！

让人们保持微笑还有其他方式，例如，让他们在休息时间"摆个造型"，或者在训练开始前摆出"充满力量的姿势"，这些滑稽的姿势会让学员们笑起来。当用粉笔进行标记时，鼓励学员表达他们内心的艺术感。把游戏感带到课堂上，让学员有机会开心地笑，这样他们就会期待再次上课。

简明的提示

我们都遇到过啰唆的老师或教练。如果想吸引人们的注意，请直接阐明想要传达的信息，在指导过程中，简洁的词汇往往是很有效的。使用简明的语言意味着当教练发出指令时，人们可以继续前进，不必停下来听教练说话。当人们全神贯注地锻炼时，他们需要安静下来集中注意力，说话尽量简洁，以免打断他们。尽量用几句简短的话来提示他们注意自己的力量和速度，例如"站直！张开双臂！走吧！用力！"使用一种感叹式的语气，并且每隔一段时间给出 1 ~ 2 个提示。

设定界限

步行课程提供了一个宝贵的聊天机会，让教练和客户可以相互了解。这是一个教练可以分享步行故事的时刻，能够与学员建立友情，并产生一种强大的正能量。记住，知道什么能说、什么不能说也很重要。

教练应该在头脑中设定明确的界限。例如，教练可以谈论家人，但是只能说正面、积极的信息。如果要讲故事，问问自己，要讲的故事是否会让听众感到舒服，如果不是，那就不适合在班上分享。同样，对于客户私下告诉教练的任何信息都要保密，尤其是与健康有关的信息。如果说了不该说的话，这是一种不尊重他人的行为。任何人听了都会怀疑，教练是否会用同样的方式透漏他们告诉教练的信息。

作为一名教练，另一个设定界限的方面是要避免过分关注客户的私人生活。当教练和他们一起锻炼的时候，教练会了解很多关于他们的信息。教练会知道他们什么时候生病了，什么时候有情感上或经济上的问题，什么时候他们的孩子或配偶让他们心烦意乱。教练可以成为一个好的倾听者，对影响他们训练和生活的事情表示遗憾，但教练的责任到此为止。如果教练根据专业知识，认为他们需要帮助，可以给他们介绍一些社区资源。备妥一份清单，以便在这些情况出现时能够快速参考。

同样，教练需要真实地面对生活中的困难，而不是围绕困难制造戏剧性的场面。我们都经历过困难时期，教练可以坦诚地面对这种情况，但不要把客户牵扯进来，即使他们觉得有义务提供帮助。

始终知道最初目标

教练每次开设新课程或指导一个班级的时候，要先想清楚目标。教练可能会发现，把目标传达给班上的同学很有必要。当他们理解为什么要做某事时，他们更有可能接受教练的计划。

制订计划

众所周知，人体可以在 6～8 周的时间内产生生理变化，教练应按照这一规律制定课程周期。如果短于 6 周，人们不会感到有明显的变化；超过 8 周，他们可能就会失去热情。因此，考虑在这几周内制定具体的目标。例如，想要保持身体状态，可以将远足作为课程的一部分，以提高本体的感受，或者在一次步行过程中加入 3～4 种系统的力量训练，如俯卧撑、弓步或平板支撑，以增加锻炼中可测试的练习，从而加强体力活动对改善身体状况的效果，提高身体素质。

计划每节课

任何课程的首要目标是准时上课和准时下课，这是尊重参与者的基本的方式之一。有一种方法可以帮助教练与上课迟到的人进行沟通，例如，建议他们如果迟到就发短信或打电话，教练可以回复他们小组将要走的路线，说不定会在热身的途中遇到他们。不必在课堂上一直等待总是迟到的人，因为迟到可能是他们的习惯，如果总是等待迟到的人，反而会大大降低准时上课的参与者的积极性，对准时来上课的人来说不公平。对于教练来说，提早 10 分钟到达上课地点就是准时到达。同样，准时下课也是对学员的尊重。因为每个人下课后都有要做的事，即使是喝咖啡，也尽量不要破坏别人的计划！

不要使用手机

执教技巧

一名优秀的教练只有在需要的时候才使用手机：在紧急情况下或者在上课前通知迟到的学员这节课的行走路线。否则，手机应处于静音模式。即使你在等待学员到达上课地点之前是独自一人，也应如此。保持微笑，迎接第一个学员的到来。

当教练上课时，要有一个计划。例如：把 10 分钟的漫步作为热身运动，

接着在一个小公园里进行动态热身练习；然后，沿着公园里的一条小路进行 8 次间歇恢复训练，每次 30 秒，再进行 6 次节拍练习，每次 45 ~ 60 秒；完成步行冲刺之后回到起点；最后做 10 分钟的拉伸运动。

在课程进行到一半时，一定要检查计划，确保能按时回到开始的地方。如果不能，请进行必要的更改。请提前到达终点，进行一些力量训练或其他的伸展运动，能早到就决不晚到。

管理团队中的个人目标

教练的课程或计划必须配合班上每个人的目标，这是一种平衡的做法。有的人喜欢参加半程马拉松，有的人只是因为自身需要而进行锻炼，每个人的目标不同，所以对教练的要求也不同。教练需要对那些为了比赛而训练的人或者那些总是问问题的人给予额外的关注。问问自己，是否让参与者感到被忽视，是否能满足每个人的需求。教练的目标是领导一个充满活力和富有激情的班级。如果其中有一个人表示他的需求没有得到满足，教练可以考虑进行个性化的一对一辅导，或者建议该参与者考虑参加别的课程。

一个好的训练计划由哪些因素构成？

只要教练有丰富的专业知识，富有同理心，教练的指导能够让人产生动力，就能吸引人们来上课，但课程要与优秀的指导技术相匹配。创造一个既有挑战又有趣的安全课程环境，加上热情、专业的教练，就是一个成功的步行计划需要具备的条件。

安全

教练的首要任务是确保客户的安全。如果存在安全隐患，请随时准备取消课程、改变计划路线、缩短上课时间，或以任何必要的方式进行修改，确保客户的安全。上课时，需要设定一些重复、具体的循环指令，使客户远离交通危险。

要求客户在上晚课时穿反光服饰或佩戴灯具，教练也应该遵守这些规则。当客户看到教练认真对待安全问题时，教练就为他们树立了一个专业的榜样。

随身携带口哨，确保每个人都知道回到教练身边的信号，例如，听到连续的三次哨声就表示需要返回。当班级人员太过分散时，或者客户认为有危险情况会发生时，使用口哨让他们回到身边。例如，当客户在住宅道路上行走，或分散在整条路上时，吹口哨提醒他们不要走到路中间。

挑战

当确定没有安全问题之后，下一步要优先考虑的就是给予客户一些适当的挑战，让他们提高自己的能力。前面的章节已经为教练提供了方法。当教练在制订课程计划的时候，训练是第一位的。即使因为天气原因而不得不缩短上课时间，也要确保有足够的时间进行高效的训练，至少要保证有几分钟的时间能让学员发挥最大的努力。较好的方法是在每个人都适当热身之后，进行一些自我竞争训练，这样他们就能够以安全的方式高效地训练。

趣味性

人们参加步行课就意味着他们选择和教练一起度过他们有限的闲暇时光。当教练在课程中加入游戏，让他们感觉上课是一件快乐的事时，教练的课程就会很有魅力，吸引着他们一直跟随教练上课。下面有一些建议，希望能激发教练的想象力去创造更多乐趣。

创建团队及命名

把步行团队分成两组也许会很有趣。较简单的方法是给两个团队命名。命名可以与季节相关，例如，雪队与冰队、百合花队与水仙花队；也可以与服装有关，例如，鞋子队与袜子队，礼帽队与便帽队。下面有两个有趣的练习，能够提高团队的锻炼效果。

1. 找一个小的区域，两支队以相反的方向走。小学跑道一般都比标准竞赛跑道短，不过即便是 400 米的跑道也可以成为训练的场地，住宅区的小路或公园里的小径都可以使用。让两队朝不同的方向出发，一支队逆时针走，另一支队顺时针走。两支队背对背站在起跑线上，朝着相反的方向出发。与此同时，教练就可以开始计时了。每个人在指定的路线上尽可能快地走，当他们走完一圈的时候记一次时，并大声地读出他们所用的时间。

让他们休息一段时间，恢复体力后再次出发，重复同样的路线，争取以更快的速度完成，同时，如果碰见相向而行的队员，要与对方互相击掌，这是另一个挑战。正如前面提到的，击掌的时候每个人都会露出笑容。让他们循环 3 ～ 5 次或更多，这取决于课程时间，然后让两个团队互换方向。注意：在他们出发之前，每个团队都需按照指示行走，告诉他们应该走路的哪一边，以及用哪只手击掌。否则，会变得一团混乱，他们可能会互相撞在一起。

利用技术来跟踪和激励

人们发现，跟踪数据和实时反馈可以提高客户对个人目标的责任感，激励他们变得积极并维持积极性，从而向更高的健身目标发出挑战。下面有一些方法可以帮助客户利用一些技术来保持积极性。

手表

任何带有秒针的手表都可以用来帮助客户进行强度间歇训练。如果教练在平地或山上设定了一个特定的距离，多走几次，用手表测量一下走完这段距离所需的时间。这是一个简单又有趣的方式，可以让客户自发地进行高强度间歇训练。有一些手表带有计时模式，这比使用秒针计时更方便。还有一种方法是设置两个不同的时间间隔（有这样的应用程序可以使用）。例如，李使用此模式设置两个时间间隔，一次 30 秒，一次 45 秒。先是尽可能快地走，在 30 秒的时间内记录走了多少步，然后放慢脚步，用 45 秒再走一次（参见第 5 章中的"计步式训练"）。她每周进行一次步行，每次重复 8 ～ 10 次这样的间隔。

智能手机和手表

不久前，计步器是用来进行追踪数据的产品。但是现在，健身追踪器以应用程序的形式出现在手机上，或者以手表、戒指和发带的形式被佩戴在身体上，此外，还有更传统的夹式产品。这些应用程序不仅可以追踪步数，还可以追踪其他数据，此外，一些新的追踪方式，如通过衣服、眼镜，甚至是植入皮下的设备也在研发当中。这些应用程序越来越受欢迎，因为它们可以收集各种数据，而这些数据能够帮助人们通过一些简单的计算，获得一个更加健康的生活方式。跟踪程序现在可以设置强度和速度，并与他人共享数据，创造一个良性竞争的运动氛围。研究表明，用户现在使用跟踪器的时间要比过去几年的时间长 [3]。

许多专业手表提供全球定位系统（global positioning system，GPS），允许人们制定自己的步行路线并跟踪一些可能感兴趣的数据，包括步行距离、步幅、坡度和心率。这些手表还有警报功能，当速度超过设置的最高速度时就会发出警报。此外，这些专业手表中的数据还可以下载到计算机上，进行长期跟踪和更深入的数据分析。这项功能就是一个很好的工具，它可以帮助教练建立和监控客户的各项训练数据，尤其是在远程指导他们进行训练的情况下。许多手机应用程序都能做到与手表式 GPS 追踪的数据一样，包括里程、速度、心率等。通常，这些应用程序会免费提供基础的服务，想要享受更多服务则需要付费。带有 GPS 和数据跟踪功能的手表比手机应用使用起来要简单，但成本通常较高。米歇尔和李使用 MapMyRun 或 MapMyWalk 这样的应用程序来存储步行路线，并跟踪坡度、步幅、总时长和距离等数据。

许多客户可能已经在智能手表或智能手机上安装了相应的应用程序，因此可以用这些设备帮助客户设定目标。

许多手机应用程序是免费的，但是有些需要付费，免费版本只提供基础的追踪服务，而高级服务则要收取额外费用。当你需要购买可穿戴的技术设备时，考虑以下因素：款式（现在的许多款式是根据时尚潮流而设计的）、显示器（易见性和数据量）、与家用或办公用的电话和计算机的兼容性、电池寿命和防水性。

随着这一领域的快速创新，教练应该在热门的第三方网站上了解相关信息。

2. 山地训练为团队提供了另一种有趣的锻炼方式。让一支队从山脚出发，另一支队从山顶出发，听到哨声就开始出发。下坡的队伍有两个任务：一个是找到较好的下坡方式，另一个是大声鼓励上坡的队伍。上山的队伍有一项任务：尽可能快地走到山顶。在两支队伍交换模式之前，都有在平地上恢复的时间，然后再一次开始训练。每队将轮流上山和下山。最后，两队的成员要与对方击掌或握手，就像职业比赛中的运动员所做的那样。

奖品

设置奖品之所以有效，是因为人们会受到奖品的激励！奖品的价值无关紧要，重要的是能够给课程或计划增添游戏感。下面是李在她的课程和计划中使用的两种奖励方式。

1. 2012 年，她要求客户全年步行 1,248 英里。这是一个巨大的挑战，每月要步行 104 英里。在每个月底，参与者需要提交他们的里程数。每个完成月度目标的人都可以在 2012 年底发放的抽奖券上写上自己的名字，然后抽奖券统一放入一个容器中储存起来。所以，如果一个人每个月都达标，那么在年底就有 12 张抽奖券。2012 年底的奖品是一张为期 4 个月的 2013 年步行计划课程卡。

2. 暑假期间，由于人们在度假，出勤率可能会降低，但是，因为天气很好，人们更愿意自己进行锻炼。因此，李每周会在课堂上抽取咖啡券作为奖品。上课前，每位学员可以从袋子里抽出一张折好的纸并装进自己的口袋，其中一张上面被标记为咖啡券，其他的纸上会写一些有趣的文字，例如，建议他们下周"再玩一次"。在课上的不同时间点，如课前或课间，参与者可以互相交换自己抽到的纸片，但是他们不能查看自己抽到的是什么，可能有人本身抽到了咖啡券，但是交换之后被送出去了，可能有人没有抽到，但是交换之后反而收到了咖啡券。在课程结束进行拉伸的时候，参与者就可以打开自己手中的纸片，查看自己是否获得了奖品！

实地考察

如果只能在距离出发地点 2 ～ 5 英里的范围进行训练，那么就进行一次实地考察。可以提供一个为期 4 ～ 8 周，每周都在不同地点上课的课程，或者一年换 3 ～ 4 个地点的课程。夏天，可以沿着无法在冬天通行的小径或道路上行走，这适用于城市或郊区的环境，教练也可能想要在不同的社区行走。甚至可以在农村环境中行走，每个人每年都可以在附近的一个小镇上进行几次步行锻炼。另一个建议是，在经常出发的地点进行一次实地考察：选择一个比在课堂上所走的距离稍远的目的地。与其停留在一个地方进行间歇性训练，不如在一个完整的过程中进行训练。例如：冬天，就在令人惊叹的节日灯光中进行锻炼；夏天，就在一个美丽的花园中进行锻炼。

讲故事

分享故事是与参与者建立联系的一个有效的方式，由此建立起来的友情能为课堂带来一种轻松的氛围。进行热身、间歇训练、拉伸的时候都是谈话的好时机，教练可以听学员们说他们的故事，也可以讲述自己的故事，如果得到允许，甚至可以分享其他学员的故事。正如我们前面提到的，总是会有学员把抱怨或负面消息带到课堂上，那么就使用我们所介绍的方法来改变这一情况：开始一系列高强度的练习，让人们计步而无暇说话。计步是很有效的！

另一种建立联系以及建立步行社区的方法是鼓励参与者互相了解。例如，设置一个"中间名"日：在每个间歇训练之后，让参与者们互相交换他们的中间名。每个间歇训练过后就再次进行交换，以便每个人都能记住小组中其他人的中间名。客户还可以选择分享他们的昵称、喜欢的食物、喜欢的电影或喜欢的书。

主题

在课程中加入一个主题可以很好地提升课堂效果。众所周知，锻炼对身体有好处。如果对课程做出一些改变，可以保持人们对课程计划的兴趣，何乐而不为呢？例如，进行有趣的奥运会角色扮演。在开始间歇训练之前，让每名参与者想象自己是他们喜欢的一位运动员，在间歇训练期间充分利用角色的代入感全力以赴。这种角色扮演的力量可以维持到课程结束。

"探索"主题也给能课堂带来不一样的体验。如果经常在公园的小路上锻炼，花时间去探索一些没有走过的小径。步行速度视情况而定，因为不可能以平常的速度在未走过的道路上行走。然而，当教练设计了一个与往常不同的锻炼路线时，他们变得更加积极主动。在城市或郊区，走从来没走过的路，如果碰巧遇到死胡同，就把它当作一个要尽快走到尽头的训练机会。在做法特莱克训练时，死胡同就是一个不错的地点。

可以在满月、冬至、夏至或者任何有意义的日子步行。带上粉笔，玩跳房子游戏作为热身运动；也可以带上呼啦圈，在完成核心训练之后用呼啦圈来放松一下身体；还可以戴一顶圣诞老人（或其他主题）帽子。这些方式都能让人们在运动时有一个愉快的心情，而这样的方式还有很多种。

不断完善、提升自己，使自己的教练水平和课程计划都能达到一个新的高度。本书所介绍的知识，包括步行力学、快走、间歇步行训练、被动拉伸和力量练习、路线管理、天气、特殊人群、推广和营销等所有方面，都将使教练成为一名优秀的步行锻炼领导者。

参考文献

1. Miller, J.C., and Krizan, Z. 2016. "Walking Facilitates Positive Affect (Even When Expecting the Opposite)." *Emotion* 16 (5): 775-85.

2. Brick, N.E., McElhinney, M.J., and Metcalfe, R.S. 2018. "The Effects of Facial Expression and Relaxation Cues on Movement Economy, Physiology, and Perceptual Responses During Running." *Psychology of Sport and Exercise* 34: 20-28.

3. Patel, M.S., Foschini, L., Kurtzman, G.W., Zhu, J., Wang, W., Rareshide, C.A.L., and Zbikowski, S.M. 2017. "Using Wearable Devices and Smartphones to Track Physical Activity: Initial Activation, Sustained Use, and Step Counts Across Sociodemographic Characteristics in a National Sample." *Annals of Internal Medicine* 167 (10): 755-57.

附录 A
推荐书目

针对步行健身

Meyers, C. 2007. *Walking: A Complete Guide to the Complete Exercise.* New York, NY: Ballantine Books.

Stanten, M. 2017. *Walk Your Way to Better Health.* Emmaus, PA: Rodale, Inc.

Stanten, M. 2010. *Walk Off Weight.* Emmaus, PA: Rodale, Inc.

Fenton, M. 2007. *The Complete Guide to Walking: for health, weight loss and fitness.* Guilford, CT: The Lyon Press.

Iknoian, T. 1998. *Walking Fast.* Champaign, IL: Human Kinetics.

McGovern, D. 2016. *The Complete Guide to Marathon Walking.* Brattleboro, VT:Echo Point Books & Media.

一般健身

Ratey, J. 2013. *Spark: The Revolutionary New Science of Exercise and the Brain.* Boston, MA: Little, Brown & Co.

Gibala, M. 2017. *The One Minute Workout, Science Shows a Way to Get Fit that's Smarter, Faster, Shorter.* New York, NY: Avery Publishing.

McGill, S. 2015. *The Back Mechanic: The Step by Step McGill Method to Fix Back Pain.* Ontario, Canada: BackFitPro, Inc.

Noakes, T. 2002. *The Lore of Running.* 4th ed. Champaign, IL: Human Kinetics.

Segar, M. *No Sweat: How the Simple Science of Motivation Can Bring You a Lifetime of Fitness.* New York, NY: AMACOM Books.

Dweck, C.S. 2007. *Mindset: The New Psychology of Success, How We Can Learn to Fulfill Our Potential.* New York, NY: Ballantine Books.

步行励志

Solnit, R. 2001. *Wanderlust: A History of Walking.* New York, NY: Penguin Books.

Nicholson, G. 2008. *The Lost Art of Walking, The History, Science, Philosophy, and Literature of Pedestrianism.* New York, NY: Riverhead Books.

Pretor-Pinney, G. 2006. *The Cloudspotter's Guide: The Science, History, and Culture of Clouds.* New York, NY: TarcherPerigee.

Armitage, S. 2013. *Walking Home: A Poet's Journey.* New York, NY: Liveright Publishing.

Speck, J. 2013. *Walkable City: How Downtown Can Save America, One Step at a Time.* New York, NY: North Point Press.

附录 B

健康调查问卷及豁免事例

以下示例是作者在业务中使用的表格。

其他选择包括：

- 综合评估问卷；
- 美国人运动生活方式和健康史调查问卷。

健康与活动调查问卷

	是	否
你的医生说过你有心脏病吗？		
如果有，请具体说明：		
当你做体育活动时，你感到胸口疼痛吗？		
如果是，你和你的医生谈过这种疼痛吗？		
如果有，请具体说明你的医生给出的诊断和建议：		
在过去的一个月里，你有没有在不活动的时候感到胸痛？		
如果有，你和你的医生谈过这种疼痛吗？		
如果有，请具体说明你的医生给出的诊断和建议：		
你是不是会因为头晕而失去平衡？		
如果是，你和你的医生谈过这种情况吗？		
如果有，请描述你的医生给出的诊断和建议：		
你有没有失去知觉的情况？		
如果有，你和你的医生谈过这种情况吗？		
如果有，请描述你的医生给出的诊断和建议：		
你是否曾经历过骨骼或关节损伤或疾病？		
如果是，请说明：		
你目前正在服用治疗血压或心脏病的药物吗？		
如果是，请说明：		

	是	否
你是否患有以下任何一项疾病：		
I 型糖尿病（胰岛素依赖型）		
II 型糖尿病		
低血糖症		
多发性硬化		
骨量减少		
骨质疏松		
哮喘		
癌症		
焦虑		
如果你对以上任一问题的回答是肯定的，请描述你的医生对你进行活动的建议：		
请描述过去受到的伤害、健康状况、经历，以及可能影响你参加体育活动的因素：		

我已经阅读、理解并完成了这份问卷。

姓名（请打印）：_____

签名：_____

日期：_____

健康史

1. 姓名：_____

2. 年龄：_____

3. 你如何描述你目前的健康状况？

　　____非常健康

　　____健康

　　____不健康

　　____生病

　　____其他

　　　　（请注明：_____）

4. 你在服用处方药吗？如果是，原因是什么？

5. 你有没有服用非处方药（包括维生素和草药）？如果是，原因是什么？

6. 你最后一次去看医生是什么时候？

7. 请检查你是否有下列情况，如有特殊情况请具体说明。

　　____过敏

　　　　（请注明：_____）

　　____贫血

　　____焦虑

　　____关节炎

　　____哮喘

　　____腹腔疾病

　　____慢性鼻窦炎

　　____便秘

　　____克罗恩病

　　____抑郁症

　　____糖尿病

＿＿＿腹泻

＿＿＿饮食失调

＿＿＿食物不耐受，如乳糖不耐受

（请注明：＿＿＿＿＿＿＿＿＿＿＿＿＿＿＿＿＿＿＿＿＿＿＿＿＿）

＿＿＿胃食管反流

＿＿＿高血压

＿＿＿高胆固醇

＿＿＿低血糖症

＿＿＿甲状腺机能减退或亢进

＿＿＿失眠

＿＿＿肠道问题

＿＿＿易激惹

＿＿＿肠易激综合征

＿＿＿更年期症状

＿＿＿骨质疏松

＿＿＿经前期综合征

＿＿＿多囊卵巢综合征

＿＿＿怀孕

＿＿＿溃疡

＿＿＿皮肤问题

8. 请列出你成年后做过的主要手术。

9. 请列出你成年后受过的重大伤害。

10. 请描述你可能有的其他健康问题。

11. 你的直系亲属中有没有人被诊断出患有以下任何一种疾病？如果有，请列出是谁以及在什么年龄被确诊。

＿＿＿心脏病

＿＿＿高胆固醇

＿＿＿高血压

＿＿＿癌症

＿＿＿糖尿病

　　____骨质疏松

12. 你的体重：_____

13. 你的身高：_____

14. 一般来说，你的健康或健身目标是什么？你开始步行计划的动机是什么？

15. 你预见到哪些障碍会使你很难有规律地步行？

16. 还有什么是你想让我知道的？

步行和锻炼史

姓名：_____

年龄：_____

电话号码：_____

电子邮件：_____

紧急联系人：_____

紧急联系人电话号码：_____

请给出尽可能多的细节。

　　你现在步行是为了锻炼身体吗？如果是，你多久步行一次，每次步行多长时间？

　　你目前正在做其他类型的运动吗？若有，多长时间做一次？

　　如果你目前没有进行步行或锻炼，你上次定期做任何类型的锻炼是什么时候？

　　你曾经参加过任一类型的体育活动，如 5 千米跑、马拉松、铁人三项吗？如果有，你做了什么，什么时候做的？

　　你希望从指导中获得什么？

健身史和联系信息

姓名：_____

年龄：_____

生日（这样我们就可以为你庆祝生日啦！）：_____

T 恤尺码（女式）：_____

地址：_____

电子邮件：_____

电话：_____

紧急联系人（以防我无法联系你）：_____

关系：_____

紧急联系人电话号码：_____

我是否可以在群里共享你的电子邮件和 / 或电话号码？_____

你是否愿意通过短信、电子邮件或两者同时接收提醒？_____

以下信息将帮助我为你制定个性化的体验课程！

体重（完全保密，但它将帮助我为你定制课程）：

身高（没有这个，体重就没有意义了）：

你现在锻炼吗（实话实说）？

如果在锻炼，你在做什么，多久做一次，已经做了多久？请说明所有类型的活动，并为每种活动提供上述信息。

如果你现在没锻炼，你以前锻炼过吗？

如果你锻炼过，你做了什么，做了多少次，做了多久，什么时候做的？请说明参加过的所有类型的活动，并为每种活动提供上述信息。

你有没有参加过 5 千米跑、10 千米跑、半程马拉松、全程马拉松、铁人三项或其他长距离的活动，如募捐步行？如果有，请列出你做了什么，什么时候做的，是步行还是跑步。我也想听听你对自己的结果和经验是否满意，以及为什么满意或为什么不满意。

告诉我你报名参加的动机。（除了到达终点线之外）你还希望完成什么？你想在特定的时间做这件事吗？你更感兴趣的是获得健康还是改善身体（具体一点）？想要开始更有规律的锻炼吗？还是只是和朋友一起找一个有趣的健身挑战？告诉我你的愿望，你期待从这次经历中得到什么。

一般来说，你的健康或健身目标是什么？

你预测到哪些障碍会使你很难有规律地步行？

还有什么是你想让我知道的？

豁免事例

WoW Power Walking®
& More

WoW Power Walking 豁免声明

  本人参加 WoW Power Walking 课程，将自行承担风险，就任何个人损失或损害、疾病、身体伤害，对于造成的任何个人损失，WoW 公司以及与 WoW 公司相关的其他协会、赞助公司等旗下的教练均不承担任何形式的索赔。或因参加本课程和 / 或活动或在课程和 / 或活动期间由第三方造成的死亡。我了解劲走会带来的身体风险和考验，我已经做好了身体上的准备。我自愿承担在道路上或附近人行道上、步道上、室内或室外其他地方行走的风险。本人特此授予 WoW 公司在 WoW 劲走项目的任何广播、电视、广告、促销、网站或其他账户中免费使用本人姓名、声音和 / 或图片的独家权利。本人在下面签字，表明我已阅读，理解并同意本声明并免除任何责任，并明白本人参与本声明的风险由本人承担。

  打印姓名：＿＿＿＿＿＿＿＿＿＿＿＿＿＿＿＿＿＿＿＿＿

  签字：＿＿＿＿＿＿＿＿＿＿＿＿＿＿＿＿＿＿＿＿＿＿＿

  日期：＿＿＿＿＿＿＿＿＿＿＿＿＿＿＿＿＿＿＿＿＿＿＿

  电话：＿＿＿＿＿＿＿＿＿＿＿＿＿＿＿＿＿＿＿＿＿＿＿

  电子邮件：＿＿＿＿＿＿＿＿＿＿＿＿＿＿＿＿＿＿＿＿＿

课程位置、开始日期和时间：＿＿＿＿＿＿＿＿＿＿＿＿＿＿＿

如果不满 18 岁，父母或监护人必须签字。

米歇尔·斯坦顿有限责任公司发布

本人＿＿＿＿＿＿＿＿＿＿同意在米歇尔·斯坦顿的指导下自愿参加锻炼计划，包括但不限于有氧运动、力量训练和柔韧性运动。我在此声明并同意，我的身体和精神健康状况良好，目前没有任何状况表明身体会因我参加锻炼计划而恶化。我已经填写了一份获取活动调查问卷，并酌情咨询了一位有执照的医生。

我理解并意识到健身活动，包括使用设备，是潜在的危险活动。我知道参与这类活动，即使完成得适当，也可能是危险的。我同意遵照教练的指示。

虽然米歇尔·斯坦顿会采取预防措施来确保我的安全，但我明确承担并负责我的安全以及可能发生的所有伤害的全部责任。我本人以及我的继承人、管理人和受让人接受本条目，我放弃并免除对米歇尔·斯坦顿有限责任公司及其任何员工、高级职员、官员、志愿者、赞助人、代理人、代表、继任人或受让人的任何索赔，并同意使他们免受任何索赔或损失，包括但不限于对我在参加培训期间可能发生的任何伤害或费用的索赔。这些免责条款旨在适用于在我接受培训期间进行的所有活动。

本人同意米歇尔·斯坦顿有限责任公司在培训和该公司的产品、计划或服务中，以及在其促销、宣传、广告和营销中，在全球范围内永久使用本人的姓名和在本计划期间进行拍摄的任何图像。

本人声明并保证，本人在签署本协议时是自由和自愿的，不受欺诈或胁迫。

在阅读了上述条款并打算受其法律约束后，并将本文件理解为有利于米歇尔·斯坦顿有限责任公司的完全弃权和免责声明，我在此签名。

＿＿＿＿＿＿＿＿＿＿＿＿＿＿＿＿＿＿＿＿＿＿＿＿＿＿＿＿＿＿＿＿

客户姓名（请打印清楚）

＿＿＿＿＿＿＿＿＿＿＿＿＿＿＿＿＿＿＿＿＿＿＿＿＿＿＿＿＿＿＿＿

日期

＿＿＿＿＿＿＿＿＿＿＿＿＿＿＿＿＿＿＿＿＿＿＿＿＿＿＿＿＿＿＿＿

客户签名

＿＿＿＿＿＿＿＿＿＿＿＿＿＿＿＿＿＿＿＿＿＿＿＿＿＿＿＿＿＿＿＿

客户地址

附录 C

业务发展资源

室外课程位置分析

需要许可证吗? _____

上课途中和到达目的地

通勤注意事项: _____

停车选择:

　免费: _____

　付费: _____

公共交通:

　可达性: _____

　时间限制: _____

上课前

贵重物品的存放: _____

洗手间: _____

饮用水: _____

上课时

人行道安全性: _____

　白天: _____

　夜晚: _____

道路安全性:

　白天: _____

　夜晚: _____

路线种类:

　步道: _____

　绿地: _____

住宅：_____

其他：_____

人行道：

路口车辆交通：_____

行人：_____

能见度：_____

白天：_____

夜晚：_____

路肩：

车辆交通：_____

行人：_____

能见度：_____

白天：_____

夜晚：_____

冬季注意事项（如道路清理过 / 未清理过、能见度）

洗手间：_____

其他：_____

夏季注意事项（如遮阳、绿地、长凳）

洗手间：_____

其他：_____

价格比较

	健身房名称	年度 *	季度	班级人数	随到随学	特别计划 **	付款选项	退款政策
竞争者 1								
竞争者 2								
竞争者 3								
你的业务								

* 每年增加百分比。

** 特别计划可包括季节特别计划、新会员特别计划、客户忠诚度特别计划、早间课程特别选项。

行政任务管理

任务	频率	日期	指定处理人
续订适用的证书	每 2～3 年（与你的认证提供商确认）		
更新心肺复苏和急救资质	一年两次		
续保	每年		
筹划特别活动	每年		
审查合作方合同和场地许可证	每年		
出席会议	一年两次或一年一次		
见教练	半年一次		
安排课程	季度		
检查网站	季度		
更新网站	季度		
撰写并发送简讯	每月		
记账任务	每周		
跟踪出勤	每周		
向当前客户发送电子邮件	每周		
计划训练	每周		
发电子邮件给教练	每周		
更新社交媒体	每天或每隔一天		
个人步行	每日		
阅读	每日		

课程的市场营销和推广计划

计划	详细信息	6 个月	3 个月	6 周
开始日期				
课程长度				
频率				
网站				
脸书				
照片墙				
推特				
广告				
新闻稿				

每周课程表

为你教的每一门课填写时间、课程描述和地点。如果你有其他教练上课，请为每名教练填写单独的时间表，或者使用一个主时间表并在每门课程处标注教练。

时间	星期一	星期二	星期三	星期四	星期五	星期六	星期日
示例：上午 6:30—7:30 (60分钟)			步行锻炼 60分钟 @ The Runner's shop				
示例：上午 7:30—9:00 (90分钟)						步行锻炼 90分钟 @ Sunnybrook Park	

8 周课程计划

	第 1 周	第 2 周	第 3 周	第 4 周	第 5 周	第 6 周	第 7 周	第 8 周
热身 步行（5分钟） 深蹲，深蹲交替髋外展，手臂旋转，小腿拉伸（5分钟）	热身	热身	热身	热身	热身	热身	热身	热身
重复练习 基本定时时间歇训练 WP<RP（10分钟），WP=RP（10分钟）	重复练习	重复练习	重复练习	重复练习	重复练习	重复练习	重复练习	重复练习
自我竞争练习 抢时间 3次30秒 3次45秒 3次60秒（18分钟）	自我竞争练习	自我竞争练习	自我竞争练习	自我竞争练习	自我竞争练习	自我竞争练习	自我竞争练习	自我竞争练习
力量练习 2组，12次右/左 固定式弓步（3～5分钟）	力量练习	力量练习	力量练习	力量练习	力量练习	力量练习	力量练习	力量练习
拉伸运动 步行（3分钟） 靠墙：腓肠肌、比目鱼肌、腘绳肌、臀肌、股四头肌拉伸，身体扭转（5～8分钟）	拉伸运动	拉伸运动	拉伸运动	拉伸运动	拉伸运动	拉伸运动	拉伸运动	拉伸运动

注：WP 为测练阶段；RP 为恢复阶段。

作者简介

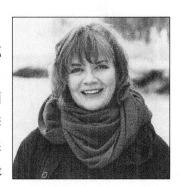

李·斯科特，工程应用科学学士，文学硕士，ACE 认证的私人教练、哈他瑜伽教练，拥有机械工程和技术哲学学位。

近 30 年来，李一直致力于研究以基础与创新的方法来领导健身，并特别注重步行锻炼。李在 2002 年创建了 WoW Power Walking 计划，后来又制作了 Simple Secrets for a Great Walking Workout 系列影片，提供了关于步行技术和锻炼的指导。她一直是健身方面的步行专家，多次被杂志、电视和广播栏目采访。

李已经指导了成千上万的人进行步行锻炼，让他们一起呼吸新鲜空气，一起步行，一起流汗，在快乐轻松的氛围中锻炼。她参加了数百场长跑比赛，包括 33 个全程马拉松。自 2002 年以来，她一直在步行比赛中取胜。李住在加拿大的多伦多，无论天气如何，她都喜欢出去步行。

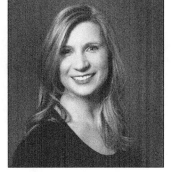

米歇尔·斯坦顿，步行教练和 ACE 认证的私人教练，是 *Walk Off Weight* 一书的作者和 mywalkingcoach 网站的创始人。她为一些知名公司设计了步行和健身项目，包括 Harvard Health Publishing、SilverSneakers、Avon、Weight Watchers、The Dr.Oz Show。

作为《预防》杂志的前健身总监，米歇尔创建了马拉松步行项目，并指导数千名读者在各地进行全程、半程马拉松步行。她还把 5 千米跑和半程马拉松项目变得更适合步行者。

米歇尔现在为 Every Body Walk 工作，她还是合作协调委员会和美国运动医学会健康与健身峰会计划委员会的成员。她曾是美国健身协会董事会成员，曾多次在媒体上亮相，包括 The Today Show、Good Morning America、The Dr.Oz Show、The Biggest Loser、CNN 和 NPR。

米歇尔和她的丈夫住在宾夕法尼亚州，她有两个孩子，还养了猫和狗。

译者简介

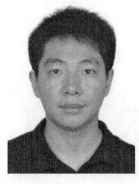

李海鹏

国家体育总局体育科学研究所助理研究员，首都体育学院博士研究生，中国体育科学学会体能训练分会副秘书长；曾任中国男足、中国国奥男足科研负责人；参加了2012年、2016年、2020年奥运会的备战训练工作；近年来主持部委级课题3项，参与国家级课题3项、部委级课题14项，并获中国体育科学学会科学技术奖二等奖；主要研究方向：体能训练理论与方法、运动训练监控与评价。